小儿内科疾病临床诊疗思维

安文辉 著

吉林科学技术出版社

图书在版编目（CIP）数据

小儿内科疾病临床诊疗思维 / 安文辉著. −− 长春：吉林科学技术出版社，2018.4（2024.8重印）

ISBN 978-7-5578-3890-4

Ⅰ. ①小… Ⅱ. ①安… Ⅲ. ①小儿疾病—内科—诊疗 Ⅳ. ①R725

中国版本图书馆CIP数据核字(2018)第075566号

小儿内科疾病临床诊疗思维

出 版 人　李　梁
责任编辑　孟　波　孙　默
装帧设计　韩玉生
开　　本　787mm×1092mm　1/32
字　　数　166千字
印　　张　5.75
印　　数　1-3000册
版　　次　2019年5月第1版
印　　次　2024年8月第3次印刷

出　　版　吉林出版集团
　　　　　吉林科学技术出版社
发　　行　吉林科学技术出版社
地　　址　长春市人民大街4646号
邮　　编　130021
发行部电话/传真　0431-85635177　85651759　85651628
　　　　　　　　　85677817　85600611　85670016
储运部电话　0431-84612872
编辑部电话　0431-85635186
网　　址　www.jlstp.net
印　　刷　三河市天润建兴印务有限公司

书　　号　ISBN 978-7-5578-3890-4
定　　价　42.00元

前　言

随着现代医学和生命科学的快速发展，使得越来越多的新理论和新技术广泛应用于儿科临床。儿科医师不仅要熟悉儿童及青少年的生长规律，还要掌握现代社会学、基础医学以及预防医学的知识。为了适应现代儿科学的发展，我们编写了这本《小儿内科疾病临床诊疗思维》。

本书是一本紧紧围绕儿科临床诊断和治疗展开论述的专科类书籍，对儿科常见呼吸系统疾病、循环系统疾病、消化系统疾病以及泌尿系统疾病等进行了较为详细的介绍。本书内容新颖，理论与实践结合紧密，是一本极具参考价值的书籍。

尽管在本书编撰过程中，编者做出了巨大的努力，对稿件进行了多次认真的修改，但限于个人学识，加之编写经验不足、时间有限，书中恐存在遗漏或不足之处，敬请广大读者提出宝贵的修改意见，以期再版时修正完善！

目　　录

第一章　儿科常见症状 ……………………………………（ 1 ）

　第一节　发热 ………………………………………………（ 1 ）

　第二节　呕吐 ………………………………………………（ 15 ）

　第三节　休克 ………………………………………………（ 24 ）

　第四节　哭闹 ………………………………………………（ 37 ）

第二章　呼吸系统疾病 ……………………………………（ 42 ）

　第一节　急性上呼吸道感染 ………………………………（ 42 ）

　第二节　急性支气管炎 ……………………………………（ 46 ）

　第三节　肺炎 ………………………………………………（ 50 ）

　第四节　化脓性胸膜炎 ……………………………………（ 62 ）

　第五节　支气管哮喘 ………………………………………（ 66 ）

第三章　循环系统疾病 ……………………………………（ 78 ）

　第一节　先天性心脏病 ……………………………………（ 78 ）

　第二节　感染性心内膜炎 …………………………………（ 87 ）

　第三节　病毒性心肌炎 ……………………………………（ 93 ）

　第四节　急性心包炎 ………………………………………（ 99 ）

　第五节　期前收缩 …………………………………………（107）

第四章　消化系统疾病 ……………………………………（112）

　第一节　消化性溃疡 ………………………………………（112）

　第二节　慢性胃炎 …………………………………………（116）

　第三节　小儿腹泻 …………………………………………（121）

　第四节　克罗恩病 …………………………………………（128）

第五节　肝脓肿 ……………………………………………（136）

第五章　泌尿系统疾病 ………………………………………（140）

第一节　尿路感染 …………………………………………（140）

第二节　急性肾小球肾炎 …………………………………（147）

第三节　慢性肾小球肾炎 …………………………………（152）

第四节　急性肾衰竭 ………………………………………（157）

第五节　慢性肾衰竭 ………………………………………（165）

第六节　肾病综合征 ………………………………………（170）

参 考 文 献 …………………………………………………（177）

第一章　儿科常见症状

第一节　发热

发热是指体温异常升高,当体温超过基础体温1℃时,可认为发热。儿童时期正常体温较成人稍高,且昼夜正常体温波动较大,但范围不超过1℃。正常小儿的肛温波动于36.9～37.5℃,舌下温度比肛温低0.3～0.5℃,腋下温度为36～37℃。一般肛温超过37.8℃,舌下温度超过37.5℃,腋下温度超过37.4℃,可认为发热。肛温在37.8～38.5℃称为低热,超过39℃为高热,超过41.5℃为超高热。个体的正常体温略有差异,同时,儿童随时因体内、体外诸多因素容易引起体温升高。临床上常将发热持续超过2周或以上称为长期发热。

一、诊断要点

1.症状鉴别

对于发热患儿,应明确发热的持续时间,分清是急性发热还是长期发热。急性发热者,应首先考虑临床上常见疾病。长期发热者,首先应从常见疾病不寻常表现考虑,然后考虑少见或罕见病。并仔细检查患儿其他系统的伴随表现,尤其应注意是否伴有皮疹,根据皮疹的出现时间、出现部位及皮疹特征对某些急性传染病做出及时诊断。对长期低热患儿必须做长期动态观察与全面反复检查。每日定时测量体温2～4次,连续2周,记录体温曲线及其变化情况,以确定患者是否发热。如果怀疑患者是假热,则应检测直肠温度,来自牧区或与动物有密切接触史的患儿应想到结核病与布氏杆菌病。

2.实验室检查

应包括血常规检查、血沉、抗链球菌溶血素"O"、肝功能试验、尿常规检查、胸部 X 线检查、结核菌素试验等,从而初步鉴别器质性与功能性低热。必要时可进一步进行氮蓝四唑试验、中性粒细胞碱性磷酸酶反应或 C 反应蛋白测定,用于明确细菌(或病毒)感染以指导治疗。

3.治疗性试验

必要时才考虑,因为,对大多数发热病例来说,治疗性试验并无诊断价值。甲硝唑或氯喹用于早期肝阿米巴病可取得良好疗效。怀疑结核病患者,一般需用充足剂量的抗结核治疗 2～3 周方能决定其疗效。应考虑到滥用抗生素、肾上腺皮质激素与解热药,不但扰乱体温曲线,掩盖病情,耽误诊断与治疗,而且尤其激素可能产生不良作用,增加病情的复杂性。

二、检查项目

1.体格检查

应尽可能在自然光线下进行。

(1)注意患儿精神状态,营养发育情况,反应情况,体位姿态,有无慢性消耗性病态表现,有无急性、慢性感染中毒症状等。检查体温、脉搏、呼吸、血压、体重、面色。

(2)检查皮肤、黏膜有无皮疹、出血、黄疸、瘀点、瘀斑、疮、疖以及各部位有无浅表淋巴结肿大。

(3)认真检查患儿各系统、各器官有无明确阳性体征。特别要注意容易隐蔽病灶的地方,如乳突、鼻孔、口腔、牙龈、咽后壁、咽侧壁、腋下、腹股沟、腋窝、耳道、脊椎、会阴部、肛门。对于小婴儿发热病例,还应注意患儿哭啼声音、姿态、吸吮状态、前囟、后囟骨缝是否闭合、裂开,前囟张力如何以及各种生理反射是否异常。

2.血、尿、便常规检查

(1)血常规检查:注意红细胞形态、大小、染色有无异常,有无寄生虫。注意白细胞有无形态异常,有无感染中毒颗粒,注意各白细胞之间的比例,嗜酸粒细胞数,有无变异淋巴细胞等。

(2)大便常规检查:检查外观形状、性质、颜色。镜检有无红细胞、白细胞、脓细胞和吞噬细胞。有无寄生虫卵,有无隐血。

(3)尿常规检查:检查除常规外,同时应注意尿二胆(尿胆红素、尿胆原)是否阳性。有无隐血。

3.细菌学检查

根据临床病史及体格检查考虑感染性疾病者,应尽可能做相关病原学检查,病原学检查应包括:

(1)细菌学涂片:取分泌物、渗出液、病灶处拭子涂片,包括瘀点涂片,做革兰染色寻找有无病原菌及为何种病原菌。

(2)细菌学培养:取血液、骨髓、各种浆膜渗出液、病灶处分泌物、冲洗液、脑脊液、关节液、各种穿刺液,选择不同培养基,使用相应培养方法对各种相关细菌进行培养检查,包括特殊要求的机会菌、厌氧菌、L型菌、结核杆菌、真菌等培养检查。

4.血清学(包括免疫学)检查

根据病情需要采用相应的血清学方法检查以协助发热性疾病的鉴别诊断。

(1)诊断伤寒、副伤寒的肥达反应;确定是否为梅毒螺旋体感染的外裴和华康反应;查钩端螺旋体病的凝集溶解试验,查 EB 病毒感染的嗜异性凝集试验等。

(2)检查各种相关病毒及其他病原体感染的血清免疫学检查,如确定是否为先天性 TORcH 感染检查弓形虫,风疹病毒,巨细胞病毒,疱疹病毒特异性 IgM、IgG 抗体测定以及对 EB 病毒,麻疹病毒,呼吸道合胞病毒,肠道病毒某些血清型特异性 IgM、IgG 抗体检测。

(3)其他:如血清自身相关抗体测定、血浆蛋白电泳、肌酶谱、肝功能、肾功能、甲胎蛋白、癌胚抗原等。

5.组织学检查

组织学检查是一种较为有效的检查诊断手段。对于长期发热原因不明、难以诊断和鉴别诊断的患儿,在条件允许和可能范围内进行组织学检查。组织学检查包括:

(1)各种穿刺活检:如肝穿、肾穿、肺穿、心肌活检,淋巴结穿刺活检、骨髓穿刺检查等。

(2)手术活检:对病灶部位较深或穿刺困难,以及不能穿刺者,可考虑在适当范围内用手术方法直接取活组织检查,甚至剖腹、开胸取活检。

6.皮肤试验

包括 OT(或 PPD)、肺吸虫皮试、血吸虫皮试等。

7.影像学检查

(1)X 线检查:包括 X 线摄片和各种相应的造影摄片检查。

(2)B 超检查:包括彩超检查。

(3)CT、MRI 检查:以及各种放射性核素扫描检查。

三、临床思维

1.急性发热伴皮疹

(1)麻疹:常有接触史,前驱期 3～5 天,患儿常有发热、上呼吸道卡他症状、结膜炎、鼻炎、咳嗽。发热最初 2～3 天,于口腔颊黏膜出现小的白色的麻疹黏膜斑(Koplik 斑)发热第 4 天,出现玫瑰色斑丘疹,自耳后、发际及颈部开始,渐及前额与颊部。然后自上而下,急速蔓延全身,最后到四肢。皮疹有不同程度融合,疹间可见正常皮肤。

(2)风疹:前驱期 0.5～1 天,患儿可表现为低热或无热,耳后和枕部淋巴结肿大、压痛。发热第 1～2 天即出现淡红色小斑丘疹。出现迅速，由面、颈部延及躯干和四肢，24 小时即布满全身。皮疹通常呈浅红色，稍稍隆起，可融合成片，与麻疹有相似之处。风疹的症状极不一致，确诊比较困难，尤其是散发性病例和非典型病例，风疹的形态介于麻疹和猩红热之间。

（3）水痘：无前驱期，低热、全身不适常与皮疹同时出现。皮疹分批出现，最初表现为丘疹，数小时后转为疱疹，2 天后变成脓疱疹，第 4 天结痂。可同时见到丘疹、疱疹、脓疱疹或结痂。皮疹呈向心性分布，以躯干、头皮、颜面及腰部为常见，四肢远端较稀少，但足底、手掌仍可出现皮疹。黏膜也可出现水痘，如口、咽、结膜、外生殖器也可出现皮疹。

（4）幼儿急疹：发病急骤，体温突然升高，多在 39℃ 以上，一般持续 3～5 天后体温骤降，皮疹多出现于体温骤降之后形态类似麻疹与风疹，呈玫瑰色细小斑丘疹，多呈分散性，很快波及全身。腰部臀部较多，面、肘、膝以下则少。颈周围淋巴结肿大较普遍，尤以枕骨下及颈后淋巴结为明显。1～2 天消退，不脱屑，不留色素沉着。血白细胞计数明显减少，分类计数淋巴细胞明显增高。

（5）猩红热：起病急骤，可表现为高热、头痛、呕吐、咽痛，体温一般在 38～39℃。皮疹一般于发热 24 小时左右迅速出现，24 小时可遍及全身。皮疹为弥漫性猩红色约针头大小的丘疹，疹间皮肤潮红，压后可暂时转白。面颊部潮红，无丘疹，而口周皮肤苍白，为口周苍白圈。皮肤皱褶处，皮疹密集，色深红，间有针尖大出血点，形成深红色横行帕氏征。此外，咽、扁桃体显著充血，亦可见脓性渗出物。舌质很红，呈杨梅舌。病程 1 周后皮肤开始脱屑，可显手套袜套状脱屑。

（6）流行性脑脊髓膜炎：前驱期 1～2 天，患儿可有发热、呕吐、激惹、头痛，起病急骤，突然高热，伴有恶心呕吐及中枢神经症状与体征。起病数小时后皮肤黏膜出现皮疹或出血点，分布不均、大小不等，急速增多、扩大，相互融合数小时内波及全身，并形成大片瘀斑。皮疹常见于肩、肘、臀等处。瘀斑穿刺涂片,腰椎穿刺脑脊液涂片和培养可查见脑膜炎双球菌。

(7)伤寒:体温渐升,第5天达高峰,部分病儿起病后4～15天,腹、胸、腰、背出现散在的斑丘疹。经血培养或肥达反应确诊。

(8)流行性出血热:发热期患儿颜面潮红呈醉酒貌,腋窝部出现点状或线条状出血性皮疹,具有诊断价值。

(9)肠病毒感染:最常见的是埃可病毒和柯萨奇病毒感染,前驱期3～4天,表现为发热、头痛、咽痛、肌痛、结膜炎,出疹时体温不降,皮疹类似风疹,呈全身散在分布的红色小斑丘疹,疹退后无脱屑,无色素沉着。大便、咽拭子、血液、脑脊液病毒分离,血清中和试验可确定诊断。

(10)皮肤念珠菌病:表现为皱褶处皮肤糜烂,会阴、肛门、腋窝、指(趾)间潮红并糜烂;甲沟发炎,红肿但不化脓,皮肤出现扁平丘疹,米粒大小,散在分布于颈、背、会阴部皮肤。其表面常有薄层鳞屑。广泛皮肤念珠菌病,皮疹先为分散的浅水疱、水疱性脓疱,破裂后留剥离的表皮,蔓延融合成大片皮脂溢性皮炎样皮损。局部检查有大量菌丝和芽孢,培养有白色念珠菌生长。

2.急性发热伴肺部症状或体征

(1)肺炎性传染性单核细胞增多症:该症以发冷发热,软弱,淋巴结肿大,咽充血,肌酸痛,头痛,食欲缺乏等最为常见。患儿常有咳嗽、胸痛,部分病例有血丝痰或铁锈色痰。X线检查以薄纱状阴影最具特征性。

(2)立克次体感染:以Q热为例。潜伏期平均16～18天。患儿多以恶寒、高热而急骤发病,呈弛张热型,一般持续5～10天。剧烈的持续性头痛通常是此病的特征,肌痛与关节痛也常见。确诊靠病原体分离与补体结合试验。

(3)急性血吸虫病:患儿有发热及其他毒血症状等,伴有肝大压痛与血嗜酸粒细胞增多。常咳嗽,偶尔咯血,可有干、湿性啰音。X线示弥散性浸润。吡喹酮治疗有良好疗效。

（4）过敏性肺炎：本病主要特点短暂而易消散的肺部浸润性阴影，伴以短暂的血中嗜酸粒细胞增多，有短暂的发热、咳嗽、咳痰等症状与体征。X线示肺部有短暂浸润性阴影。

（5）系统性红斑狼疮：可有间质性或小叶性肺炎等肺部表现，常并发胸膜炎。抗生素治疗无效，激素治疗肺炎迅速消散。

（6）Wegener肉芽肿：本病男性多于女性。绝大多数病例有鼻咽部表现，包括流涕、鼻塞、鼻出血、鼻窦炎、咽痛、音哑、中耳炎等，不少病例有口腔、鼻腔、咽喉等处的坏死性肉芽肿。约45％病例有深部症状，包括结膜炎、肉芽肿性角膜炎、巩膜和色素膜炎、破坏性巩膜软化穿孔、眼球突出等。约60％有下呼吸道症状，如咳嗽、咳痰、胸膜炎性胸痛、咯血、呼吸困难等。部分病例可完全没有症状，仅在胸部X线检查时发现肺部病变。肾脏受累时有蛋白尿、血尿和肾衰竭。本病有发热、体重下降、乏力。累及多器官。胸部X线表现多种多样；典型表现为肺内结节性病变，境界清晰锐利，以多发和双侧性居多，部分表现为双侧浸润影；有些病例表现为肺叶浸润或肺段实变；少数患者可有胸腔积液，心包积液，胸膜增厚，肺不张等。病人血沉增快，贫血，白细胞增多为常见表现。

（7）药物变态反应性肺损伤：引起变态反应性肺损伤的药物有呋喃坦啶、新霉素、卡那霉素、庆大霉素等氨基糖苷类抗生素及青霉素、磺胺类药物等。患儿发病急，表现为发热、全身皮疹、双肺湿啰音，X线胸片呈斑片状阴影。

3.长期发热伴中毒症状

（1）结核病：小儿结核病主要类型为原发性肺结核。病儿肺部出现原发灶及肺门淋巴结肿大，临床表现较轻或无症状，有时出现结核中毒症状，如长期不规则发热（低热）、轻咳、食欲缺乏、疲乏、盗汗、消瘦等。年龄小、感染菌量多、抵抗力薄弱的患儿，病变可以恶化，形成原发灶周围炎或淋巴结周围炎、胸腔积液、支气管结核。经过支气管播散可发生干酪性肺结核；经血行播散可致粟粒型结核，此时全身结核中毒症状明显，高热经久不退，全身衰竭；血行播散可致结核性脑膜炎，病儿有明显结核中毒症状，发热、食欲减退、消瘦、睡眠不安、性情及精神状态改变，出现脑膜刺激征、脑神经损害症状、脑实质刺激性或损坏性病状、颅内压增高病状、脊髓障碍症状。卡介苗接种史、接触史、临床症状、体格检查、胸部 X 线检查病变的发现及结核杆菌素试验阳性对诊断有重要意义。痰液或胃液进行直接涂片抗酸染色找结核杆菌或进行结核杆菌培养或动物接种可以得到确诊。

(2)败血症：本症表现为起病急、突然发热，有时先发冷兼有寒战。体温多持续高热或弛张热，有明显全身中毒症状。皮肤、黏膜常出现瘀点、红斑或其他皮疹。肝脾大，偶见黄疸。可有进行性贫血，尿可出现蛋白尿，亦可见少许白细胞及管型。细菌培养（血、病灶部位、病变体液培养）可分离出病原菌。

(3)感染性心内膜炎：病儿绝大多数均有原发性心脏病变，临床表现为全身感染症状，心脏症状和栓塞及血管症状。一般起病缓慢，开始时仅有不规则发热，患儿逐渐感觉乏力，食欲减退，体重减轻，关节痛及肤色苍白（贫血）。数日或数周后出现栓塞征象，瘀点见于皮肤与黏膜，指甲亦偶见线状出血，偶尔指、趾、腹部皮下组织发生小动脉栓塞。心脏病变的表现有心脏的杂音并多变，出现心力衰竭。栓塞的表现有脾大、腹痛、便血、血尿，肺栓塞时出现胸痛、咳嗽、咯血、呼吸困难，大脑中动脉栓塞时出现偏瘫。常见进行性贫血；白细胞增多，中性粒细胞数升高，血沉增快，C 反应蛋白阳性。免疫球蛋白数量升高、类风湿因子阳性。尿中有红细胞。血培养阳性，多次取足量血做培养或骨髓培养阳性率较高。血液培养阳性是确诊的关键。

(4)细菌性肝脓肿：临床可出现寒战、发热、胃肠症状，肝区疼痛、肝大、肝区击痛，肝功能损害，白细胞增多、核左移，贫血，衰竭等。蛔虫引起的肝脓肿,往往持续不规则高热,可经数月不退。阿米巴所致的巨大肝脓肿肝前区表现隆起。有时肝脓肿向上方增大,刺激膈肌引起咳嗽、胸痛及呼吸困难。感染也可直接累及右侧胸膜及肺。肝区 B 超检查显示脓肿。

(5)膈下脓肿:本病多继发于肝脓肿破裂、急性阑尾炎或因败血症、脓毒血症所致,表现为高热及感染中毒症状。由于胸部或右上腹部疼痛或不适,该部呼吸运动减弱,肿胀及压痛或叩击痛。X 线检查和超声波检查及同位素肝扫描、肺扫描有助于诊断。

(6)伤寒:发病多在夏秋两季,一般有接触史及不洁食物史。临床表现为年龄愈幼,表现愈不典型,随年龄增长,症状也愈接近成人。其典型临床经过分为 4 周,即初期、极期、缓解期和恢复期婴幼儿伤寒常不典型,起病较急,常伴有上呼吸道症状或呕吐,腹胀、腹泻等消化道症状,可有惊厥。体温上升较快,于发病后 2～3 天可达高峰。热型不规则。玫瑰疹及缓脉少见,肝脾大较为明显,并发支气管炎、肺炎者较多。伤寒血清凝集反应(肥达反应)对本病有辅助诊断价值。

(7)副伤寒:本病以夏秋季多见。有与家禽、家畜、鼠类、飞鸟等接触史;有不洁饮食史,有胃肠症状、腹泻、发热史。确诊主要依靠血及粪便培养,可获得相应的病原菌。

(8)鼠伤寒:可发生于各年龄组以婴幼儿多见。以夏秋季为发病高峰。潜伏期为 8～48 小时。有带菌的污物污染食物和水,经口感染的可能以及医院感染通过食具、医疗用具、医护人员的手传播的可能。临床表现胃肠炎型和败血症型。前者大便次多,可为脓血便,黏液便,水样便或血便,有腥臭味。除腹泻外常见有发热、腹痛、恶心、呕吐,不同程度的水、电解质紊乱。常有脱水和酸中毒。患儿可持续高热(也可有低热)1～2 周;后者以全身中毒状表现。热型多为弛张热,可持续高热1 个月左右。病儿神萎,面色灰黄,伴有丘疹样皮疹,多少不定,可融合成片。可伴有其他部位的化脓性病灶。部分肝功能受累,可见黄疸。

(9)斑疹伤寒:发病季节冬春较多,起病急骤,多以寒战开始,体温大多达 39～41℃,持续高热 2 周左右。发病第 5 天出疹,先于胸背,继之延至颈、腹、四肢及掌跖,但面部少见。初为鲜红色斑丘疹,至第 8 天为暗红色或出血性斑丘疹,2 周消退留色素沉着。神经系统症状较明显,有剧烈头痛、头晕、失眠,严重者烦躁,谵妄及脑膜刺激征。心血管受累时可有心率加快,血压下降,中毒症状严重者,可合并支气管肺炎、心力衰竭。多数有脾大。

(10)血吸虫病:早期,尾蚴侵入皮肤后数小时至 2～3 天局部出现红色点状丘疹,甚至水疱,有痒感,数小时或数日消退。表现为过敏性肺炎时患者常有咳嗽、胸痛、痰中带血,荨麻疹等。急性血吸虫病患者起病急,有发热,热型不定,可呈弛张热,间歇热或不规则发热,体温多达 39℃ 以上,晨低,夜高,开始有寒冷感。平均热程 1 个月左右。多数病人有腹痛、腹泻、大便黏液带血。一般中毒症状不重。肝大以左叶为主,脾亦肿大,黄疸偶见。主要发生于夏秋季节。

(11)播散性念珠菌病:一般由白色念珠菌引起。多见于儿童,常继发于鹅口疮或口角炎。经消化道或呼吸道直接蔓延,引起食管炎、肠炎、肺炎等内脏感染或经血播散而发生念珠菌性败血症。有时可见于长期多次静脉滴注高渗葡萄糖、高营养液、各种氨基酸溶液或输血后的患者。临床上出现长期发热者,可见于念珠菌肺炎和念珠菌败血症。与一般婴幼儿重症肺炎基本相似,但咳嗽剧烈,高热不退,痰呈脓稠的黏液样,偶可带血丝,X 线所见病变为融合性大片状实质阴影。

4.长期发热伴结缔组织疾病特征

(1)系统性红斑狼疮:为全身结缔组织炎症性疾病。表现为不规则发热,发热高低与起病急缓有关。发热同时或先后出现其他临床症状或体征。绝大多数可见皮肤症状。皮疹位于两颊和鼻梁,为鲜红色、边缘清晰的红斑,轻度水肿,可波及下眼睑。有时边缘不规则,其他皮肤表现有斑丘疹、红斑疹等。血中可检查到红斑狼疮细胞。

（2）幼年型类风湿病全身型（Still病）：多见于2～4岁，男性多见。起病急，全身症状显著，以反复发热、皮疹、关节痛、淋巴结肿大、抗生素治疗无效、糖皮质激素应用有效为主要特征。

（3）结节性多动脉炎：临床表现多样化，随着被侵犯脏器的不同而表现各种不同的症状。可表现为发热皮疹、皮下结节、关节痛和关节炎，累及消化道者可有腹痛、呕吐、腹泻，重者可有胃肠道出血、溃疡和肠梗阻。此外，多有肾损害表现为腰痛、血压增高、尿改变、严重的急性肾衰竭。此外还有肺炎、睾丸炎及副睾丸炎、充血性心力衰竭，可出现相应神经系统病变。

（4）皮肌炎：本病常侵犯多个系统，主要特征为横纹肌发生非化脓性炎症及退行性变形，同时合并皮肤病变。皮肤表现以红斑和水肿为主。最初通常为上部或上、下眼睑、鼻梁及上颌部的紫红斑与水肿或硬结，有时可呈蝶形，逐渐蔓延到其他部位的皮肤。病变通常先侵犯四肢肌肉，大都两侧对称，病儿诉说肌痛及无力。肩部、髋部肌痛常较明显。病肌先有肿胀、压痛，逐渐僵硬而失去随意性活动。头部血管肌肉亦可受累，以致发生眼睑下垂、斜视、吞咽困难、声弱等。

（5）过敏性紫癜：可有不规则低热或高度发热。皮疹多见于下肢远端，踝关节周围密集。躯干部罕见。初起为小型荨麻疹或斑丘疹，压之褪色，继而色泽加深，形成斑，斑中心点状出血，颜色变为暗紫色，形成紫癜。紫癜可融合成片。患儿常有关节痛、位置不固定急性腹痛及尿液改变

（6）渗出性多形性红斑：多发生于过敏体质患儿。临床特征为皮肤及黏膜同时受损；眼及口唇、生殖器和肛门最易受累；多种形态皮疹，以疱疹为主，重症可发生中毒性休克及内脏损害。皮疹可出现于全身任何部位，但以手足背、臀及下肢伸侧、颜面颈部为多见，大都左右对称。病程一般2～4周。

5.长期发热伴血液系统疾病特征

(1)急性白血病:小儿白血病绝大多数为急性,又以急性淋巴细胞白血病为多见。临床表现为发热、贫血、出血;肝脾大,淋巴结肿大,可有骨痛、关节痛、腮腺、皮肤黏膜浸润和睾丸肿大等。

(2)恶性淋巴瘤:淋巴结肿大为本病最常见症状表浅淋巴:好发于颈后三角区,其次为腋下和腹股沟。深部淋巴常累及纵隔、腹膜后或腹腔内淋巴结而引起不同的压迫症状。

(3)朗格汉斯细胞组织细胞增生症:本症常分为三种类型,即骨嗜酸肉芽肿、韩薛柯综合征和勒雪综合征。骨嗜酸肉芽肿在成人多侵犯长骨,而在儿童则多见于颅骨、脊柱、肋骨和骨盆骨。韩薛柯综合征多见于幼儿和学龄前儿童,以膜性骨的溶骨性改变、突眼和尿崩症为常见症状。勒雪病多发生在婴幼儿时期,病情重,以内脏、皮肤、肺和骨骼等多脏器浸润为主。病人常有不明原因的长期发热或不规则发热;在病程早期出现皮疹,主要分布于躯干、头皮和耳后,也可见于会阴部。肝脾淋巴结增大,肺部浸润症状。常有耳溢。

(4)传染性单核细胞增多症:发病急,重症者通常有恶寒或寒战,高热,全身不适。咽部出现斑状或膜状黄灰色苔膜,少数有白喉样假膜形成;扁桃体可肿大,其上披盖的苔膜可保持较久,且有时可再发。颈部淋巴结肿大有压痛。肝、脾也常肿大。有时出现斑疹或疱疹。

6.周期性发热

(1)波状热(布氏杆菌病):人畜共患传染病。患儿除典型的热型外,还有多汗、关节痛、肝脾淋巴结肿大。

(2)局灶性细菌感染:肾盂肾炎、支气管扩张合并感染、血栓性静脉炎、胆囊炎等局灶性细菌性感染,都可引起反复的发热或寒热发作,但间歇期并不规则。

(3)回归热:骤然起病,严重全身肌肉关节酸痛,腓肠肌剧痛拒按,剧烈头痛,鼻出血,肝脾大,皮疹或黄疸,发热呈回归热型,并发现带虱或曾与此病人有密切接触史。

（4）间日疟：夏秋季节发病，有周期性发冷、发热、多汗是隔日发作兼有脾大与贫血。如患儿在疟区居住或最近曾到过疟区，间日疟的临床诊断大致可以成立。有的病例出现口唇疱疹。

（5）黑热病：患儿常有被白蛉叮咬史，病程中复发与间歇交替出现，随病期进展出现长期不规则发热、乏力、消瘦、贫血、鼻出血或齿龈出血，脾进行性肿大和全血细胞减少症等。

（6）丝虫病：患儿曾在流行区旅居，有反复发作的淋巴结炎，逆行性淋巴管炎、乳糜尿、精索炎、象皮肿等临床表现。

（7）结节性脂膜炎：是较少见的一种变态反应性疾病，任何年龄都可罹患。此病的临床与病理学特点是呈弛张型、间歇或不规则高热（40℃），非化脓性倾向的皮下结节形成，全身淋巴结压痛，口腔黏膜糜烂与出血等。

（8）周期热：原因不明，病人自幼儿即可发病，每隔数天，数周或数月发作一次，间歇期病人一切正常。发病时除发热外，伴有关节酸痛、皮疹、白细胞增多、血沉加快等表现，反复周期热，各项检查均无特殊发现，无特殊治疗，不予任何治疗发热亦可自行停止。本病极为罕见，诊断本病时宜慎重。

（9）湿热：最近有溶血性链球菌感染的证据。临床表现以心脏炎与关节炎为主，可伴有发热、皮疹、皮下小结、舞蹈症等。

（10）恶性淋巴瘤：恶性淋巴瘤经常有发热、多汗、疲乏、消瘦、软弱等症状，心率加快，病程中出现贫血，腹部阵痛。

7.长期低热而无阳性体征

（1）暑热症：多见于3岁以下的小儿，临床以长期发热、口渴、多饮多尿、汗闭或汗少为特征。大多数病儿在盛夏时节渐起发热，体温在38～40℃，热型不定，持续不退，天气越热体温越高而且大多不出汗。发热期可长达1～3个月，待气候凉爽时自然下降。病儿口渴多饮，尿液不含蛋白质,尿比重正常。病初起一般情况良好,无病容貌。高热时少有惊厥,嗜睡,少见神经系统症状。

(2)家族性无汗无痛症:为常染色体隐性遗传症,首发症状为不明原因的反复发热,与无汗有关。从新生儿时期起对注射无痛感,出牙以后常咬破唇、舌、手指,引致局部感染,溃疡或残损。由于行动笨拙,容易发生四肢骨折。虽汗腺发育正常,但不能以刺痛、热感及其他方法刺激发汗。

(3)无汗性外胚叶发育不良:这是一种性联隐性遗传性综合征男性患者较多。皮脂腺和汗腺、毛发(包括眉毛和睫毛),牙齿及指甲都显示畸形或缺如,软骨,角膜也可表现营养障碍。患儿容易发热,尤其在夏季无故高热、无汗。头发稀软且干燥枯萎,眉毛稀少或无毛,常合并智力低下。

四、处置原则

生理性体温升高一般不会超过 37.4℃,且持续时间短,小儿精神好、进食好,无其他异常的症状和体征。对此可不予退热处理,解开衣被、降低室温、使其安静,体温很快就会降至正常。对病理性发热可采用以下处理方法。

1.病因治疗

(1)抗生素治疗:上呼吸道感染一般用中成药治疗,3~5 天不要滥用抗生素。敏感葡萄球菌选青霉素 G、加本唑四林;耐药性金黄色葡萄球菌选用氯唑西林、第 1 代头孢霉素、万古霉素等;溶血性链球菌选用青霉素、阿奇霉素等;肺炎链球菌选用青霉素、阿奇霉素;大肠埃希菌、铜绿假单胞菌选用美洛西林、阿洛西林、第 3 代头孢霉素类;伤寒及副伤寒杆菌选用氯霉素、氨苄西林、磺胺;厌氧菌选用甲硝唑、替硝唑、奥硝唑,严重感染时可选用两种或两种以上抗生素联合应用,或伊米配能/西司他丁钠。

（2）抗结核治疗：首选异烟肼、乙胺丁醇、利福平、吡嗪酰胺。常多种抗结核药联合应用，必要时选用乙硫异烟胺、链霉素、对氨水杨酸钠。

（3）真菌病治疗：制霉菌素、两性霉素 B、氟康唑、伊曲康唑。

（4）寄生虫病治疗。①抗疟疾：氯喹用于控制症状，伯氨喹宁用于控制复发，乙胺嘧啶用于预防；②抗血吸虫病：选用吡喹酮；③抗黑热病：常用葡萄糖酸锑钠，无效时选用戊烷咪。

（5）抗病毒治疗：利巴韦林、更昔洛韦、阿昔洛韦、干扰素、转移因子。

2.对症处理

主要针对高热的处理，并同时积极治疗原发病灶。

（1）物理降温：用冷水、冰水或冰块敷头部、颈、腹股沟、腋窝等大血管处，或用物理降温的疗法（例如贴凉）。

（2）药物降温：如对乙酰氨基芬，布洛芬，萘普生，双氯芬酸，尼美舒利，阿西美辛等。阿司匹林仅用于风湿热。

3.肾上腺皮质激素

此类激素具有非特异性退热作用，并有抗炎、抗毒、抗过敏等作用，常应与抗生素联合使用控制严重感染。常用皮质激素类药物如泼尼松，地塞米松，氢化可的松、甲基泼尼松龙，可大剂量，短疗程。

4.免疫抑制药

用于结缔组织疾病和肿瘤性疾病，如环磷酰胺。

5.免疫调节药

用于免疫缺陷者及反复上呼吸道感染者。常用左旋咪唑，甘露聚糖肽、胸腺肽、干扰素、牛初乳、卡介苗多糖核酸。

第二节　呕吐

呕吐是由于食管、胃肠道呈逆蠕动，胃内容物经食管、口腔而排出体外。它是一种保护性反射,但严重呕吐可导致婴儿呼吸暂停、发绀、频繁呕吐常因大量胃液丢失导致水、电解质和酸碱平衡紊乱,新生儿和婴儿易因引入呕吐物而发生吸入性肺炎,长期呕吐可导致营养障碍。

一、诊断要点

1.明确呕吐类型

(1)溢乳:常见于小婴儿,是由于此期小儿胃部肌肉发育不完善所致,一般不影响健康。

(2)普通呕吐:在呕吐前常有恶心,多见于饮食不当引起的消化不良,胃肠道感染或全身感染引起的症状性呕吐。

(3)反复呕吐:在小婴儿多见于胃食管反流症,学龄前或学龄儿童多见于再发性呕吐;喷射性呕吐表现为大量胃内容物突然经口腔或同时自鼻孔喷出。可见于小婴儿吞咽大量空气、胃扭转、幽门梗阻,更多见于颅内压增高等情况。

2.询问病史

询问时要注意呕吐的时间,进食一刻钟内发生的呕吐,多为食管病变引起;进食半小时内出现的呕吐,病变多在胃及幽门部位;下胃肠道梗阻和肾衰竭则在较晚期出现呕吐。

3.注意观察呕吐物性质

贲门以上病变引起的呕吐,多为未经消化的奶或食物;幽门及胃部病变呕吐为奶或食物,奶凝成块、食物带酸味;十二指肠以下病变则吐胆汁;下部肠道梗阻的后期呕吐物可有粪便;出血性疾病或鼻出血后,吐物可带血;反复剧烈呕吐物可带血或咖啡样物质。吐出胃内容物时多带酸味,胃内食物潴留时,吐物可有酸腐味,带粪便时可有粪味。

二、检查项目

1.体格检查

包括视、触、叩、听四个方面。仔细观察患儿的精神、面色和神志以及体重、身高、体温、脉搏和呼吸频率、头围和前囟。腹部检查注意腹部外观,有无肠型、胃型,腹部是否对称,有无局部隆起。必要时应做肛门指诊。注意检查时手要温暖,动作应轻柔、迅速,重点明确并顺序合理。不适的检查理应放在后面进行。

2.实验室检查

应根据病史、症状和体检后的初步印象有选择地进行。首选血、尿和粪便常规检查。其他的则围绕炎症、外伤、肿瘤、畸形或内分泌代谢紊乱方面和各系统疾病的各有关实验室项目中筛选。

3.影像学检查

X线检查最常用,包括不同部位和体位的透视和平片及各种方式的造影。B超和彩超检查尤其适于小儿,已日益广泛应用于临床。近年来在大、中城市逐渐将 CT 和 MRI 检查作为儿科重要的检查手段。其他如放射性核素检查、内镜检查、聚合酶链反应(PCR)和某些基因诊断等需酌情在有必要、有条件时选用。

三、临床思维

1.单纯呕吐

呕吐物不含胆汁,吐后食欲正常,腹部无阳性体征

(1)喂养不当:是新生儿呕吐最常见的原因,呕吐物为带有酸臭味的乳凝块,与进奶量及喂养后时间有关,奶量大且时间短可无乳凝块呕出。多见于喂乳次数过频、喂乳量过多、乳头孔过大或过小、母乳头凹陷、改变配方或浓度不合适、配方奶过热或过凉、喂乳后立即平卧或过早过多地翻动小儿及奶前剧哭吞咽过多空气,都可能导致呕吐。

（2）胃扭转：多见于新生儿，系新生儿特殊生理解剖因素所致。呕吐早晚及轻重不一，多与进奶时的体位有关，以乳凝块为主，不含胆汁，轻度上腹胀，一般无胃型及逆蠕动，呕吐前多无哭闹症状，吐后食欲强烈。

（3）幽门痉挛：为新生儿幽门功能暂时性失调。生后数日开始呕吐，呈间歇性，吃奶后短时内吐出，呈喷射状，呕吐物为奶汁或奶凝块，无胆汁。婴儿营养状况及体重增长一般不受影响。

（4）神经官能性呕吐：见于学龄儿童。呕吐与情绪波动有密切关系。突然发生，食后立即吐，吐出量不多，吐后又可再食。长期反复发作，营养状况影响不大。

（5）晕动病：多发生于乘坐汽车、飞机、船时发病。呈恶心、呕吐，可伴有眩晕、面色苍白、出冷汗、全身乏力等症状。当停止运动刺激后症状可逐渐缓解消失。

（6）食物、药物等中毒：食入各种不洁食物或刺激性药物（如吐根碱、水杨酸类药物）及其他有毒物质均可导致反射性呕吐。

2.呕吐伴腹胀或腹部肿块

（1）先天性食管闭锁和食管气管瘘：出生后口腔及咽部有大量黏稠泡沫，频吐喂食后。即吐，并同时出现发绀、呛咳、呼吸困难及肺部啰音；并发气管瘘时可误吸入气管造成吸入性肺炎或肺不张。插胃管受阻并见反折。

（2）食管裂孔疝：本病为先天性膈肌发育缺陷，呕吐多见于平卧位，立位或进食稠厚食物好转，呕吐物多为奶汁，可含棕色或咖啡色液体；部分重症患儿由于胃食管反流可有反复发作性肺炎、蛋白丢失性肠病。患儿体重常不增加。

（3）先天性肥厚性幽门狭窄：以进行性喷射性呕吐、胃型及蠕动波和右上腹包块为特征。出生后2～3周出现，逐渐加重。呕吐物为乳凝块或乳汁，吐出物量大，带酸臭味。呕吐加重时常可见到上腹饱满及明显的胃型及胃蠕动波,空腹时在幽门管相应部位(右上腹部肋下腹直肌外侧)可触及枣核或橄榄核大小的肿块,为肥厚的幽门,患儿可较早出现水、电解质紊乱和营养不良。

(4)先天性肠闭锁或肠狭窄:闭锁部位可发生于十二指肠、空肠、结肠段,其中空肠闭锁最常见。临床表现为完全性或不完全性梗阻。患儿常有持续性反复呕吐、便秘、腹胀、肠型、蠕动波、肠鸣音亢进、气过水声,部位愈高,呕吐愈早同时有进行性腹胀,可见肠型、蠕动波。排便(胎便)延迟(>24～36小时),量少,X线检查及钡餐或钡剂灌肠大多可确诊。

(5)先天性肠旋转不良:主要表现为十二指肠不全梗阻症状。症状呈间歇性,时轻时重。如发生肠扭转症状,以呕吐含胆汁的胃内容物为突出表现;呕吐呈间歇性反复发作。有正常胎粪排出。腹胀不明显或仅限于上腹部。钡剂灌肠显示大部分结肠位于左腹部,盲肠位于左上腹、中腹或右上腹,或显示结肠及升结肠游动,即可确诊。

(6)环状胰腺:本病为胰腺先天性发育性畸形,临床症状出现时间及轻重视环状胰腺压迫十二指肠程度而定。主要表现为呕吐,生后即出现频繁,含胆汁症状类似十二指肠狭窄。患儿上腹部饱满,有时可见胃型及蠕动波。全身消瘦,体重不增。钡剂可见十二指肠降部有外力压迫所致的狭窄带。

(7)先天性巨结肠:临床表现为功能性结肠梗阻的疾病。凡新生儿在出生后胎粪排出的时间较晚(24小时后),量较少,或经指检、灌肠等才能排出粪便,并伴有腹胀和呕吐,均应怀疑为先天性巨结肠。

(8)肛门和直肠畸形:常表现为低位肠梗阻症状,呕吐、腹胀,X线检查有助于诊断。

(9)肠系膜上动脉综合征:本病发病率低,多见于儿童。主要表现为十二指肠梗阻征,患儿食后上腹部饱胀痛,顽固性餐后呕吐,呕吐物含胆汁,发病时采取俯卧位、左侧位或膝胸位可缓解症状;腹部可见蠕动波,有时扪及下垂的肾和肝;平卧位腹部听诊可闻及血管杂音,俯卧位时杂音消失;长期反复发作可并发消化不良、贫血、消瘦及电解质紊乱;X线钡剂检查可见十二指肠上段扩张,钡剂淤滞,胃、十二指肠排空延迟。十二指肠在脊柱偏右呈刀切样中影,即所谓"切断"征。选择性腹腔动脉造影显示肠系膜上动脉与腹主动脉的角度缩小。

(10)胃黏膜脱垂症:大多病例无任何症状,仅在上消化道钡剂检查时偶然发现。有的患儿可有无周期性、无节律性的间歇性上腹部或脐周围不适、疼痛;有的则感上腹饱满,进食时加重,呕吐后减轻;还有的以恶心、呕吐为主要症状,并伴有嗳气、烧灼感、乏力消瘦等。情绪紧张时往往加重。当其脱垂的黏膜阻塞幽门,发生嵌顿或绞窄引起糜烂或溃疡时,可产生幽门梗阻征象及上消化道出血,出血前常有恶心、呕吐。典型X线征象为十二指肠球部呈"蕈状"或"降落伞"状变形,球基底部呈残缺阴影,幽门管加宽,并可见胃黏膜向球部突出。

(11)胎粪性便秘:表现为胎粪排出延迟,腹胀、拒奶,继而呕吐,经肛门指检或灌肠后胎粪排出,症状缓解不复发。

(12)肠套叠:患儿常表现为阵发性哭闹(腹痛)、便血、呕吐、腹部腊肠样包块四大症状。

(13)麻痹性肠梗阻:本病多因重症腹腔内、外感染引起中毒性肠麻痹或神经性损伤,低钾血症或腹膜刺激等所致。多具原发病表现,同时出现腹胀伴肠鸣音消失。腹胀出现早,进展快并严重,可伴呕吐或无呕吐,进食可出现反流、呕吐加重。X线片可见不同程度、不同高度的肠梗阻现象,但具有液平面大小及数量与扩张肠管程度不相称特点。

(14)嵌顿性腹股沟斜疝:有腹股沟斜疝史,腹股沟肿物不能还纳,有低位肠梗阻症状,如呕吐、腹胀等。

(15)蛔虫性肠梗阻:主要表现为呕吐,部分患儿可吐出蛔虫,伴阵发性肠绞痛。可扪及条索状肿块,按压可变形。粪便中可查蛔虫卵,X线检查和B超可协助诊断。

3.呕吐伴腹痛、腹泻

(1)急性胃肠炎:本病起病急,多因暴饮暴食或进食刺激性、不洁食物引起,常于进食后数小时至24小时发病,伴恶心、呕吐,呕吐物为食入物,吐后感上腹部轻松舒适。上腹或脐周疼痛,并伴压痛。常伴发肠炎,粪便呈水样,次数多,听诊肠鸣音亢进。可查粪常规协助确诊。

(2)急性感染性腹泻:本病儿科最为常见,其病因可以为细菌、病毒、原虫等引起。患儿常有不同程度发热、恶心、呕吐、腹痛、腹泻以及水、电解质和酸碱平衡紊乱等症状。大便病原学检查可确诊。

(3)细菌性痢疾:患儿起病急骤,畏冷发热,体温常在38℃以上,腹痛,腹泻,粪便带黏液、脓血,里急后重明显。粪培养检出致病菌可明确诊断。

(4)病毒性肝炎:主要有消化道症状,如呕吐、纳差及黄疸、嗜睡、肝大、肝功异常。诊断儿童肝炎病原主要依靠血清学抗体或抗原检查。

(5)胆道蛔虫:发生上腹部阵发性绞痛,常伴呕吐,有时可呕吐胆汁及虫体,而间歇期患儿安静。剑突下或稍偏右侧可有压痛。B超胆道示"双轨征"或虫体。

(6)阑尾炎:表现为转移性右下腹痛,右下腹固定压痛,伴腹壁紧张。恶心、呕吐常见,一般发生较早,随腹痛出现。而幼儿在腹痛之前常先出现恶心、呕吐等症状,但一般不严重可做血常规协助诊断。

(7)膜淋巴结炎:本病多见于7岁以下的小儿。典型表现为腹痛、发热、呕吐,有时有便秘或腹泻;腹痛为右下腹或脐周持续性或间歇性钝痛;少数可扪及肿大淋巴结;多伴有急性上呼吸道感染或扁桃体炎。

(8)细菌性腹膜炎:主要症状是腹痛,小儿常表现哭闹不安、强迫体位等。腹部压痛、反跳痛,常遍及全腹,以原发病灶最显著,伴腹肌紧张患儿可伴恶心呕吐。起初多为反射性,后为溢出性,提示出现肠呕吐物可以为胃内容物或粪样物。有全身中毒症状,伴有高热、大汗、脉速、呼吸或(和)休克体征。腹部X线平片见肠胀气及液平等;诊断性腹穿刺并培养,有助于病原菌诊断。

(9)消化性溃疡:本病表现在年龄越小患儿,症状越不典型。新生儿和小婴儿溃疡起病多急骤,早期出现哭闹、拒食,很快发生呕吐、呕血及便血;幼儿表现为反复的脐周疼痛,上腹部不适、饱胀,时间不固定,不愿进食,进食后症状加重,或伴反复呕吐、纳差、消瘦、便血等;年龄越大,症状越接近成人,临床上逐渐出现上腹部不适、饱胀,或反复的脐周疼痛,伴反酸、恶心、呕吐、便血等症状。X线检查有助于诊断,胃镜检查可明确诊断。

(10)急性胰腺炎:患儿常诉上腹部疼痛,多呈持续性,伴有恶心、呕吐、呕吐物为食物与胃及十二指肠分泌液。严重者除急性病容外,还可有脱水及早期出现休克症状,并因肠麻痹而致腹胀。可查血清淀粉酶,早期血清淀粉酶增加,可高达 500 Somogyi(苏氏)单位以上。

(11)胃食管反流:本病在 1 岁之内常见。多数病儿于出生后 1 周内出现不明原因的频繁呕吐,多发生在进食后不久,日久病儿消瘦和营养不良。呕吐为最常见症状,在婴儿期为溢奶、呕吐乳汁含奶块,严重者影响生长发育,常合并吸入性肺炎及反流性食管炎,较大儿童可诉述胸骨后烧灼感。食管炎可致溃烂、出血及失血性贫血,后期可使食管狭窄,引起咽下困难。多数病儿 2 岁后症状可自然减轻。口服钡剂 X 线透视、同位素食管内扫描、食管下段 pH 测定可明确诊断。

4.呕吐伴代谢异常

(1)苯丙酮尿症:本病为先天性氨基酸代谢异常疾病,系由苯丙氨酸代谢障碍引起。患儿出生时正常,通常在 3～6 个月时出现症状,表现为喂养困难、呕吐等。智能发育落后、行为异常、癫痫发作等;患儿在出生数月后因黑色素合成不足,毛发、皮肤和虹膜色泽变浅,常有皮肤湿疹,尿和汗液有鼠尿臭味。血浆苯丙氨酸浓度高于正常。

(2)糖尿病酮症酸中毒:患儿可有胃肠道症状,如食少、恶心、呕吐、腹痛。脱水、酸中毒为突出表现,严重者可出现神智萎靡、昏迷。昏迷病人常面色潮红,皮肤干燥。尿糖、尿酮体强阳性,血糖显著升高。

5.呕吐伴头痛

(1)中枢神经系统感染:各种病原体引起急、慢性脑脊髓膜炎、脑炎、脑脓肿、脑寄生虫病引起颅内压增高,呈弥漫性头痛,伴喷射性呕吐、发热、颈抵抗及神经系统阳性体征等。可行腰椎穿刺、脑脊液检查及颅脑 CT、MRI、脑电图等帮助明确及定位诊断。

(2)颅内出血:临床以蛛网膜下腔出血较常见。急骤起病、剧烈头痛、呕吐,脑膜刺激征明显,可伴意识障碍、视网膜出血、偏瘫等神经定位体征;腰椎穿刺见血性脑脊液,CT 可明确出血部位。

(3)颅脑外伤:颅脑外伤后出现恶心、呕吐、头痛、意识障碍,呈持续性,脑脊液检查正常或呈血性,头颅 CT 或 MRI 检查有助于诊断。

(4)颅内肿瘤:头痛、呕吐、视盘水肿是三大特征性表现。呕吐最常见,在早期常为唯一症状,清晨较重,与饮食无关。头痛可为阵发性或持续性,有时在呕吐后减轻或消失,与体位有关。常伴有精神行为异常、意识的改变和神经受累等表现。行颅脑 CT、MRI 影像学检查可明确诊断。

(5)中毒性脑病:多见于急性传染病(如百日咳、白喉、伤寒、菌痢、疟疾等)和急性感染性疾病(如肺炎、脓毒血症等)的极期和恢复早期。患儿突然出现高热、头痛、呕吐、烦躁或嗜睡、惊厥、昏迷。脑脊液压力增高,常规和生化检查正常。

四、处置原则

1.病因治疗

根据不同病因给予相应治疗,如喂养不当,指导合理喂养;吞入羊水则用 1% 碳酸氢钠或生理盐水洗胃;药物反应则及时停药;感染性疾病则控制感染;反流性食管炎可用西咪替丁每次 4mg/kg,12 小时 1次;幽门痉挛者于喂奶前给予阿托品滴入口服。颅内高压则给脱水药;

先天畸形则及早手术;对胃扭转患者的治疗一般首先选用体位喂养法,喂奶前防止小儿哭闹吞入大量气体,喂奶时取头高右侧前倾位,加拍背,喂奶后保持原位,维持30～60分钟方可平卧。体位疗法无效且症状严重者或急性胃扭转者,行胃固定术。

2.对症治疗

(1)禁食:诊断未明确前,尤其考虑有外科性疾病,或有中度以上脱水时,应禁食,静脉补液并供给适当热卡。

(2)体位:采用上半身抬高向右侧卧位,防止呕吐物呛入气道引起窒息或吸入性肺炎。

(3)胃肠减压:呕吐频繁伴严重腹胀者,可持续进行。

(4)解痉止吐药:诊断未明确前禁用。幽门或贲门括约肌痉挛者可使用阿托品、苯巴比妥、吗丁林、普瑞博斯等。

(5)纠正水、电解质紊乱。

第三节　休克

休克是微循环和微循环功能急性紊乱的一组临床综合征。休克在儿科十分常见,早期诊断休克,并查清其原因,对挽救患儿生命至关重要。

一、诊断要点

主要是查明休克的原因和程度,即对基础疾病和休克性质的诊断;休克程度及有无器官功能障碍或器官功能衰竭存在的诊断。由于休克严重威胁病人生命,故在检查时应不误时机的同时进行抢救。及早发现休克的早期或代偿期阶段,对于治疗尤为重要。

1.病因诊断

患儿如有果酱样血便则提示出血坏死性小肠炎、肠套叠、肠扭转、肠系膜血栓形成或栓塞等。频繁呕吐和阵发性腹痛而无腹泻者,应考虑肠梗阻或幽门梗阻。急性频繁腹泻和伴有呕吐者以感染性腹泻最为可能,应仔细鉴别是否为细菌性痢疾、食物中毒;全腹痛,可能是腹膜炎;阵发性腹部绞痛则可能为肠梗阻、肠坏死等。以发热、发冷为主者应考虑为感染性休克。儿童在夏秋季发病,同时有昏迷、抽搐、呼吸衰竭有中毒性痢疾的可能。儿童在冬春季发病,有迅速出现的瘀点、瘀斑,则以暴发型流行性脑脊髓膜炎可能性大。有胸痛、气急、咳铁锈色痰者可能为肺炎球菌性肺炎。凡发热、休克者均应详细询问患儿有无尿频、尿急、尿痛,有否胆绞痛,皮肤脓疖史等。患儿如有失水、神志改变伴血糖尿糖增高者应考虑有糖尿病酮症酸中毒的可能;原有脑垂体、肾上腺、甲状腺等内分泌疾病或长期应用肾上腺激素,则考虑休克由内分泌疾病引起。夏季有超高热者提示休克为中暑引起。

2.判断休克的性质

外伤大出血表现为外伤失血性休克;严重脱水表现为容量不足性休克;使用药物、生物制品表现为过敏性休克;严重心肌炎或心律失常发生心源性休克;发热、腹痛、腹泻,伴里急后重为感染中毒性休克。

二、检查项目

对休克患者的所有实验室检查和辅助检查必须结合患者的实际病情实施检查。各种相关检查一定要有针对性和目的性。

1.体格检查

(1)注意患儿面色,肢端温度、湿度,甲床毛细血管再充盈时间。仔细检查皮肤有无皮疹、瘀点、瘀斑,有无外伤、出血表现。休克时全身皮肤湿冷,严重时呈大理石样斑纹,肢端及唇舌发绀,微循环充盈时间延长。

(2)注意有无感染毒血症状、意识反应状态、自动姿态、瞳孔大小及光反应情况。体温,脉搏,呼吸快速,深浅程度。休克患儿一般有烦躁不安、神志迟钝,以后表现为昏睡、神志模糊。桡动脉搏动细弱,患儿表现为换气过度时常提示休克前兆,继而呼吸变深加快。

(3)测定血压时不仅要注意血压高低,更要注意血压有无波动和脉压差的大小。休克早期血压并不下降,有时可略有升高,脉压差大多降低至 4kPa 以下。血压下降程度也反应休克程度。轻度休克收缩压为 8~12kPa;中度休克在 8kPa 以下;重度休克则血压常为零。

(4)全面、快速的体检过程中除注意各系统、各器官有无明确而重要的阳性体征外,还应注意各器官功能有无障碍或衰竭表现体征。注意心音是否低钝,有无心律不齐、奔马律。心界大小、有无心衰表现等;双肺叩诊、听诊是否有异常、有无啰音、有无实变体征;腹部检查注意有无胃形、肠形异常表现,腹部有无包块、压痛点、肝浊音界、肝脾大小、有无胆囊炎、胰腺炎表现体征,有无腹水等;肾区有无肿胀、叩痛,膀胱有否尿液潴留或膀胱空虚无尿;神经系统检查注意深浅反射是否异常,有无脑膜刺激征和锥体束征存在;眼底检查注意动静脉比例,有否血管痉挛、扩张、视盘水肿。

2.血常规

红细胞、血红蛋白和血细胞比容常根据基础疾病的不同有所下降或升高;在休克早期和休克期可见到红细胞变形如盔甲状、帽冠状、扁平状。外周血白细胞根据休克基础疾病的不同可出现升高、降低或嗜酸性细胞明显增多等不同表现特点。

3.尿常规

休克时尿量在 20ml/h 以下,尿比重增加,尿渗透压在 500mmol/L以上,尿钠在 20mmol/L 以下,尿肌酐/血肌酐之比>40。

4.中心静脉压测定

中心静脉压是反应血流动力学的最佳方法。正常中心静脉压为 0.6~1.2kPa(60~120mmH$_2$O)。中心胸脉压有助于鉴别心功能不全或血容量不足所致的休克,为决定输液量、速度及是否需要强心药提供依据。如果中心静脉压和血压均降低说明机体有效血容量很不足,应快速输液输血。如果血压降低而中心静脉压升高,说明心输出功能差,表明休克并发心功能障碍,应使用降心药。单项的 CVP 测定不是血容量的可靠指标,应连续测量 CVP 及动态观察其变化。

5.甲皱微循环和眼底检查

使用低倍显微目镜观察甲皱微循环,休克时甲皱需小动脉痉挛,小静脉淤滞,毛细血管襻挛缩,并可见到凝血现象。眼底检查休克患者可见小动脉痉挛、小静脉淤滞、视盘水肿表现。

6.弥散性血管内凝血(DIC)相关实验室检查

①DIC 高凝状态阶段检测指标:血小板进行性降低,通常 $<8\times10^{12}/L$ 甚至 $<5\times10^{12}/L$;凝血时间 <3 秒;凝血酶原时间 >15 秒或比正常对照大 3 秒;纤维蛋白原减少;外周血涂片 RBC 形态呈三角形、芒刺状、盔甲状或呈碎片。

②DIC 纤容阶段检测指标:凝血活酶时间 >25 秒或较正常对照大 3 秒;三 P 试验呈阳性;优球蛋白溶解时间缩短(<2 小时为阳性);全血块溶解时间缩短为 $0.5\sim1$ 小时。

7.其他检查

为确定休克的原发基础疾病以及休克时可能并发相关器官功能衰竭,结合患者病情具体情况还可使用细菌学、病毒学、血清学、免疫学检测以及 B 超、CT、胸片、心电图、血气分析、肝、肾功能、炎性介质等检测。

三、临床思维

1.休克伴发热及全身中毒症状

(1)中毒型细菌性痢疾:本病多见于 2~7 岁体质较好的儿童,夏秋季节,大多有不洁饮食史。突发高热,可高于 40℃,未腹泻前即出现严重的感染中毒症状、休克、中毒性脑病。患儿面色青灰,四肢厥冷,呼吸弱而不规则,昏迷、惊厥、脉搏细弱或扪不到,血压降低或测不出。一般在起病 24 小时后,大便呈痢疾样改变。本病需与高热惊厥,各种脑炎、脑膜炎及瑞氏综合征等鉴别。

(2)革兰阴性杆菌败血症:常见病菌为大肠埃希菌、克雷白-产气-沙雷杆菌、变形杆菌、铜绿假单胞菌等。多经泌尿道、呼吸道、消化道、静脉导管处感染灶侵入。发病前有导尿、膀胱镜检查、手术等诱因,不少病人有基础疾病,如恶性肿瘤、重症肝炎、肝硬化等,或接受肾上腺皮质激素、免疫抑制药、细胞毒药物或放射治疗。休克发生时,病人常有寒战、高热、全身肌肉疼痛、呕吐、腹泻、神经精神症状。本病要与革兰阳性细菌(以金黄色葡萄球菌为主)败血症休克相鉴别。诊断依靠血培养阳性。

(3)中毒型肺炎:常以周围循环衰竭为主要表现。冬春季易发病。病儿发热、咳嗽、气促、胸痛,迅速出现休克,血压下降或测不出,四肢厥冷,口唇指甲发绀,烦躁、嗜睡、谵妄、昏迷。肺部。少量湿啰音或有呼吸音减弱及肺实变体征。白细胞总数增高,中性粒细胞增多,核左移,出现中毒颗粒。X 线检查可见大叶性,大病灶性或支气管肺炎改变,痰培养可为肺炎链球菌,金黄色葡萄球菌或大肠埃希菌生长。常并发中毒性脑病、中毒性心肌炎、中毒性肝炎、氮质血症等,部分患儿突出表现为休克而呼吸道症状、体征不明显。

(4)急性坏死性肠炎:多见于 3～12 岁小儿,农村较多见。一般表现常以急性腹痛起病,部位多在脐周,按压稍缓解,或同时伴有血便;量多少不等,多于腹痛当天及第二天出现。重者绞痛拒按,检查时上腹中部明显压痛,亦有反跳痛,偶有肌紧张。半数以上患儿有不同程度的发热、呕吐及腹泻。重者迅速出现休克,四肢厥冷,血压下降。严重者还可出现麻痹性肠梗阻。化验多数患儿白细胞计数增高,中性粒细胞明显核左移,可有中毒颗粒。腹部 X 线平片见胃囊扩大,十二指肠扩大,空、回结肠充气,腹壁脂肪线消失,并可见大小不等的液平面。

（5）流行性出血热：7~14岁可见，秋冬季发病较多。以发热，出血，不同程度的低血压和肾损害为特点。中毒症状轻而消化道症状明显，潜伏期7~14天。临床分为5期。

①发热期：持续3~7天，有传染性，体温38~40℃，呈弛张热，伴有"三痛"现象（头痛、腰痛、眼眶痛），胃肠道症状及意识改变如嗜睡、烦躁、朦胧等。另有"三红现象"（颜面、眼结膜、颈上胸部充血潮红，呈醉酒样外貌）。

②低血压休克期：病程第5~7天，持续数小时至6天，明显的全身衰竭，烦渴不安，谵妄常是低血压休克的先兆，此期常见顽固性呃逆，恶心呕吐和腹胀腹泻（三联症），出血加剧，尿量减少和水肿，血压下降，脉压减少，脉细弱或扪不到，血液浓缩（HGB 17g/L），甚至昏迷。

③少尿期：病程第3~10天发生，持续3~7天，出现少尿、无尿、急性肾衰竭、电解质紊乱、代谢性酸中毒、高血容量综合征和高血压，同时消化道症状和出血加重，贫血及氮质血症。

④多尿期：病程第9~14天出现，持续7~14天，少数病人因严重感染，大出血，脱水及电解质紊乱而发生第二次肾衰竭，休克，甚至死亡。

⑤恢复期：于病程3~4周起进入恢复期。

（6）暴发型脑膜炎球菌败血症：本病于冬春季多见于儿童，流行时亦可波及成人。起病时突发高热、头痛、呕吐，数小时后即见精神极度萎靡，面色苍白，口唇发绀，四肢发冷，皮肤出现花纹，皮肤及黏膜短期内迅速出现瘀点和瘀斑，且有融合扩大，有时有中心坏死。精神极度萎靡，轻度意识障碍。脑膜刺激征大多缺如，脑脊液亦大多澄清。严重休克是本病特征之一。血培养多为阳性，且有实验室弥散性血管内凝血的证据。外周血白细胞计数一般为$20×10^9$/L或更高，中性粒细胞比例为80%~90%，且有血小板减少。确诊要做血和脑脊液培养，或用针尖刺破皮肤瘀点，挤出组织液做涂片检查。

(7)新生儿坏死性小肠结肠炎:多发生在出生后2周内。其发病常与窒息,呼吸窘迫综合征、红细胞增多症、脐血管换血、肠道缺氧和缺血、高渗奶喂养及细菌感染等因素有密切关系。临床表现以腹胀,呕吐,血便为主。腹胀最常见,先有胃排空延迟,胃潴留,随之出现腹胀,进行性加重。呕吐物常含胆汁或为咖啡渣样。不吐者常可抽出含胆汁或咖啡渣样胃内容物。约25%患儿大便带血丝、鲜血、果酱样或黑粪。可有腹泻或便秘。病情大多发展快,感染中毒表现严重。常见精神萎靡,体温不升,苍白或发绀、黄疸、休克、酸中毒,DIC等表现。早产儿易有呼吸暂停,心动过缓。重症伴发腹膜炎,有腹水,腹胀严重,腹壁水肿,发硬或发红等均提示腹膜炎严重。粪便隐血试验常阳性。血培养大肠埃希菌最常见。血小板持续减少提示DIC,腹腔穿刺液应做涂片镜检及培养。腹部X线平片是诊断本病的重要手段。肠曲胀气出现最早,可早于临床症状,以小肠为主,立位平片多有液平,属动力性肠梗阻表现。可有肠壁积气,门静脉积气。腹膜炎仅见腹水,表现为腹部密度普遍增深,腰部膨出,肠曲聚集在腹中央,其间距增宽。发现膈下游离气体或局限性气腹者表明肠穿孔。

2.休克伴脱水与失血

(1)外伤所致失血:休克的程度和失血量成正比,且与失血速度有关。根据失血量的多少一般将休克分为三度。

①轻度休克:失血量为10%～25%血容量,临床表现为脉搏、血压略增加,周围血管略收缩,四肢稍冷而皮肤苍白、烦躁。

②中度休克:失血量为25%～35%,临床表现为脉搏、呼吸增快,收缩压下降,脉压差缩小,出汗多,皮肤苍白,四肢冷,少尿,毛细血管充盈时间延长。

③重度休克:失血量为35%以上,临床表现为除了以上症状外,还包括四肢厥冷,肢端发绀,皮肤发花,尿量每小时少于1ml/kg。

(2)腹泻、呕吐所致的重度脱水:重度脱水时,失水量达体重的10%

以上,会使细胞外液急剧减少,有效循环血量减少,导致休克。患儿一般呈重病容,精神极度萎靡,表情淡漠,昏睡甚至昏迷。皮肤发灰或有花纹,干燥,弹性极差。眼窝和前囟深陷,眼闭不合,两眼凝视,哭时无泪,口唇黏膜极干燥。水、电解质及酸碱平衡紊乱,血容量明显减少可出现休克症状,如心音低钝,脉细速,血压下降,四肢厥冷,尿极少或无尿。

(3)糖尿病

①糖尿病酮症酸中毒:表现出呼吸深快而有酮味,昏迷等。实验室检查显示血糖显著升高,酸中毒,血及尿中可检出酮体。

②糖尿病非酮症性高渗性昏迷:糖尿病未加控制,血糖增高,血浆渗透压明显升高,显著失水、休克和昏迷,血尿素氮明显升高,但无酮症及严重酸中毒。

(4)消化道出血:常有胃、十二指肠溃疡出血、美克尔憩室出血、肝硬化食管静脉曲张破裂、脾破裂、动脉瘤破裂出血及凝血机制障碍病史。一般有呕血、便血史。但有时可在呕血、拉黑粪或血便之前就有休克。内镜检查确诊率高,而且安全可靠,有条件的应首选。

(5)腹腔或腹膜后出血:脾破裂、肝破裂、肾破裂、腹主动脉瘤破裂均可引起腹腔内或腹膜后大出血而导致休克。以脾破裂最为常见。患儿常有腹部外伤史。疼痛由局部转为全腹痛,且伴有腹部压痛和移动性浊音。诊断性腹腔穿刺可以确诊。

(6)胸腔出血:胸腔出血可由外伤、肿瘤、夹层主动脉瘤等引起。先有一侧胸痛,随呼吸而加剧,叩诊变浊,呼吸音降低。出血量大时,胸部X线可发现胸腔积液。

(7)感染性腹膜炎:突然发生的剧烈而持续的腹痛,压痛明显,伴有肌紧张和反跳痛,肠鸣音因反射性肠麻痹而减弱和消失。X线检查,可见腹腔内游离气体。常见病因为溃疡病、伤寒、阿米巴性结肠炎、胆囊炎、肝脓肿穿孔等致胃肠穿孔、腹膜炎。

（8）急性出血性胰腺炎：起病急，有剧烈上腹痛和压痛，但腹肌痉挛少见。体温轻至中度升高。有 10%～70%可出现休克。24 小时内血浆和体液的渗出可达 1500～2000ml 以上，血容量显著减少，引起休克。外周血白细胞数增多，(10～30)×10⁹/L。血清淀粉酶测定一般在 500 Somogyi(苏氏)单位以上。腹水的淀粉酶如在 300U 以上，或高于血清淀粉酶的数值，也有诊断意义。血清脂肪酶升高亦可诊断。

3.心源性休克

常发生在有原发病的基础上。中毒性心肌炎、病毒性心肌炎、克山病、急性心内膜弹力纤维增生症、急性心肌梗死、急性心力衰竭等；严重心律失常如快速性心动过速(室性心动过速、室性扑动和颤动)、严重心动过缓(病态窦房结综合征、完全性房室传导阻滞)等；心脏血液回流障碍如心腔压塞症(化脓性心包炎、结核性心包炎、心包积血)、缩窄性心包炎、急性肺动脉梗死、张力性气胸、新生儿重度窒息等；心脏机械功能障碍如感染性心内膜炎致二尖瓣、主动脉瓣被破坏，乳头肌、腱索断裂；先天性心脏病、室间隔穿孔引起反流性障碍；严重的主动脉或二尖瓣狭窄、大块赘生物、血栓或黏液瘤堵塞瓣口，梗阻型心肌病的严重流出道狭窄等。患儿常有原发疾病的症状和休克的症状，如面色苍白、四肢冰冷、脉细速、尿少等。血压降低，收缩压降至基础血压的 70%以下，中心静脉压<6mmHg，肺嵌压>18mmHg。皮肤灌注不足，肾血流量减少，中枢神经功能减退等。心电图可出现 ST-T 段改变、传导阻滞和心律失常；X 线检查可见心搏减弱、肺淤血、肺水肿征等；超声心动图可有心功能减退，室壁及室间隔运动幅度降低等。

4.过敏性休克

常发生于对某些变应原已经致敏的患者，即机体对某些药物、血清制剂或食物过敏所致。药物以青霉素引起过敏性休克较多见；动物血清最常见是马血清；食物包括禽蛋、海味、水果(如苹果、桃等)、坚果类(如腰果、核桃等)等；此外，黄蜂叮咬也可引起过敏性休克。多数患儿接触致敏物质后很快出现过敏,半数患儿在 5 分钟内出现症状,也有连续用药数天后才出现过敏反应。青霉素过敏性休克的患儿可在进行青霉素皮试时即发生。常并发全身性荨麻疹、喉头填塞感、胸部重压感、呼吸困难、气喘、眩晕、心慌。继而迅速出现面色苍白,出冷汗,四肢厥冷,血压急剧下降,神志淡漠或烦躁不安,脉搏细弱甚至触不到等休克状态,严重者有意识障碍、昏迷、抽搐、心搏停止。可伴有恶心、呕吐、腹痛、腹泻等消化系统表现。

5.神经源性休克

常发生在脑损伤、脑缺血、深度麻醉、脊髓高位麻醉或脊髓损伤使交感神经传出通路被阻断患者。症状发生迅速,且有很快逆转的倾向。临床以脑供血不足,晕厥为主要表现。大多数情况不伴有严重的组织灌流不足,不危及生命。

6.休克伴内分泌激素的改变

(1)甲状腺功能亢进危象:有甲状腺功能亢进病史。患儿多常因急性感染、创伤、急诊手术等诱发。起病突然且进展迅猛。进行性高热、皮肤发红、出汗多、心动过速,并有恶心、呕吐,腹泻,迅速呈现衰竭、昏迷。可同时出现肝大、黄疸。查血 T_3、T_4、TSH,结合临床可确诊。

(2)先天性肾上腺皮质增生症(失盐型):患儿除男性化外,尚有低钠血症、高钾血症、血容量降低等症状。出生后不久即有呕吐、腹泻、喂养困难、哭声小、脱水、呼吸困难及发绀等,甚至因高血钾而引起心搏骤停,在出生两周内常因诊断困难,治疗不及时死亡。染色体检查及 24 小时尿-17 酮类固醇、血清 17-羟孕酮、睾酮和皮质醇等测定可确诊。

(3)尿崩症:ADH 分泌减少导致尿液排出增多、失水,严重者可出现休克。

(4)肾上腺皮质功能不全:可由许多先天或后天的原因引起的肾上腺皮质分泌皮质醇和(或)醛固酮不足而产生的一系列临床表现。在感染、疲劳、创伤时易诱发肾上腺危象。表现为原有症状加重,并出现发热、惊厥、昏迷,甚至休克。常有失盐表现(血钠及血氯低,血钾升高,肾素增高)。血和尿中的皮质类固醇降低。

四、处置原则

尽早去除引起休克的原因,尽快恢复循环血量,纠正微循环障碍,增进心功能和恢复正常代谢。抢救休克是非常复杂的治疗过程,家属应积极服从和配合医护人员的治疗和护理工作,以争取时间,使之转危为安。

1.急救措施

休克属重症,一旦发现应立即就地抢救,避免搬动,亦不能等待病因诊断而延误抢救时机,应一边分析,查找原因,一边进行争分夺秒地抢救。

(1)病儿平卧,或抬高头部和下肢各 30°,以利静脉回流和肺部呼吸。

(2)加强保温,保持安静环境,极度烦躁采用地西泮、苯巴比妥,剧烈疼痛采用吗啡,但注意不应过量。

(3)吸入氧气并保持呼吸道通畅,采用鼻导管或面罩给氧,必要时气管切开和人工呼吸器辅助呼吸。

2.扩充血容量,纠正酸中毒

立即静脉切开,并同时选用两条静脉输液。首先静脉推注等渗含钠液(2∶1 液即 2 份生理盐水和 1 份 1.25%碳酸氢钠液)或葡萄糖生理盐水 20ml/kg,必要时输入低分子右旋糖酐 10 ～ 20ml/kg 或全血 10ml/kg,重度酸中毒输入 5%碳酸氢钠 5ml/kg。以后快速静脉滴注等渗含钠液 20ml/(kg・h),休克好转后改为慢速静脉滴注含钾维持液 60ml/(kg・d),输液原则应贯彻先快后慢,先盐后糖,见尿补钾的原则。

治疗低血容量休克时,及时补充血容量更为重要,输液量可达 150～200ml/(kg・d),但治疗流行性脑脊髓膜炎、肺炎、心功能不全等休克病儿输液应控制,一般不超过 60ml/(kg・d)。

3.调整血管舒缩功能

休克患儿通过扩充血容量,纠正酸中毒后,如血压仍不稳定,则应用调整血管舒缩功能的药物,主要选用扩血管药,缩血管药只在休克早期来不及输液时,暂时使用,以保证重要器官供血,或在休克晚期扩血管药治疗无效时试用。

(1)异丙基肾上腺素:常用 0.1～0.2mg 加入葡萄糖液 100ml 中静脉滴注,滴注速度 2～4μg/min。并根据血压和心率调整滴速。主张在首批扩容后使用,维持心率不超过 160 次/min 为宜。

(2)多巴胺:静脉滴注浓度 10～20mg%,滴注速度 1～2ml/min。

(3)阿托品:静脉注射每次 0.03～0.05mg/kg,每 10～20 分钟 1 次,至休克好转,面色红润,微循环改善,逐渐减量停药。如剂量增大至每次 1～2mg/kg 仍无效时,可认为治疗无效,停药采取其他措施。

(4)山莨菪碱:静脉注射每次 0.3～0.5mg/kg。

(5)酚妥拉明:对重症晚期休克的肺水肿和肾衰竭有效,前者每次 0.1～0.5mg/kg 加入葡萄糖液 100ml,静脉滴注。后者每次 0.5～1mg/kg,加入葡萄糖液 300ml,静脉滴注,疗效维持 48 小时。

(6)嗪丙嗪:每次 2mg/kg,肌内注射或静脉滴注,每 4～6 小时 1 次。

(7)间羟胺:10～20mg%,静脉滴注。

4.肾上腺皮质激素治疗

地塞米松 2.5～5mg/d 或琥珀酸氢化可的松 5～10mg/(kg・d),分 2～3 次静脉滴注,共 2～3 天。对于过敏性休克,必须首先立即肌内注射 0.1% 肾上腺素 0.01～0.03mg/kg,皮质激素不能代替肾上腺素。

5.治疗原发病

根据不同休克病因设法去除,如感染中毒性休克应联合使用有效抗生素(杀菌剂),首剂加倍,静脉注射。及时清除病灶,需要手术引流者,争取时间早期手术。失水性休克应及时补液,制止呕吐、腹泻。失血性休克及时输血或血浆或代用品,做止血手术。心源性休克应控制心力衰竭、心律失常。心包穿刺解除心包填塞。过敏性休克应立即注射肾上腺素,并使用抗组胺药物和皮质激素。

6.防治并发症

(1)心力衰竭:休克时由于心肌缺氧,细菌毒素、酸中毒和心肌抑制因子对心肌的不利影响,肺淤血、快速大量补液加重心肌负担,易并发心功能不全,宜早期使用强心药防治心力衰竭,常用西地兰或毒毛花苷K 静脉注射。

(2)休克肺:休克时组织普遍缺氧,病儿即使无青紫,也应经鼻导管或面罩给氧,并保持呼吸道通畅,必要时做气管切开和人工呼吸器辅助呼吸。如已发生肺水肿,则酌情选用强心药,利尿药,血管扩张药等,并暂停输液。

(3)肾衰竭:治疗休克避免使用肾血管收缩药如去甲肾上腺素,多使用肾血管扩张药如多巴胺、异丙基肾上腺素等。当休克好转,心搏出量和血压恢复,患儿仍持续少尿、无尿时,可快速静脉滴注甘露醇、利尿药或静脉注射呋塞米等。如仍无尿则按急性肾衰竭治疗。

(4)脑水肿:休克时脑缺氧,脑血管通透性增高,休克纠正后血浆向脑组织渗出,形成脑水肿。应将病儿头部放平,戴冰帽降低头部温度,使用脱水药如甘露醇、大剂量地塞米松,高能合剂,呼吸衰竭时使用呼吸兴奋药山莨菪碱等。

(5)弥散性血管内凝血(DIC):一旦确诊应及时采用抗凝药治疗。肝素可抑制凝血活酶和凝血酶,减少微血栓形成,减少凝血因子和血小板消耗。0.5~1mg/(kg·次),每4~6 小时静脉注射或静脉滴注 1 次,根据试管法凝血时间调整剂量,使凝血时间维持在 20~30 分钟,疗程2~3天。双嘧达莫(潘生丁)50~100g/d,阿司匹林 0.5~1g/d,分 3 次口服,可和肝素联合使用。

第四节　哭闹

婴儿不能用语言表达或语言表达能力尚不成熟,常以哭闹来表达要求或痛苦。因此,啼哭是婴儿时期的一种本能反应。多为生理性,常因饥饿、排尿或排便感等可引起婴儿哭闹,疼痛或疾病造成的其他不适亦可引起。

一、诊断要点

诊断小儿啼哭时,首先应区别生理性与病理性啼哭。若小儿一般状态良好,食欲、大小便无特殊,不发热,不吐,面色红润,应考虑为生理性啼哭。常见原因如饥饿、口渴、便尿感以及不习惯的体位,冷、热、湿、痒、鼻塞、孤独或紊乱的生活周期等。几乎所有的疾病都能引起婴儿啼哭,如新生儿脱水热、活动性佝偻病、婴儿手足搐搦病、营养不良等。当患儿啼哭伴有明显的烦躁不安,甚至有十分痛苦的表情则应考虑有疾病存在的可能,应进行仔细检查咽、耳、口腔、胸、腹部有无病灶存在。对伴有明显烦躁的慢性啼哭则应追查心、肾、内分泌代谢性疾病及某些中毒。

二、检查项目

1.体格检查

(1)一般检查:应仔细认真和全面,首先应将患儿置于检查台上,观察患儿的一般情况,面色是否红润,体位和四肢活动是否自如,手足是否温暖,呼吸是否平稳而规则。在室温较高时,最好除去衣被,以便全面检查,温度不够高时,也应解开衣被,分部检查,检查患儿全身,观察皮肤有无黄疸、瘀斑、出血及肿胀,有无明显的触痛。然后应做全身详细的检查。

（2）腹部检查：年龄较小、检查不合作的小儿可口服水合氯醛，待入睡后再做检查，应检查全腹是否平坦柔软，有无固定压痛及肌紧张，有无包块，肠鸣音是否正常。

（3）肛门指征：检查有无肛裂、脱肛，有无臀部红肿和破溃。

2.影像学检查

（1）疑诊肠套叠应进行腹部 B 超检查、钡剂灌肠或空气灌肠。

（2）疑诊儿童受虐待应进行相应部位骨骼 X 线检查。

三、临床思维

1.腹痛

一个营养良好而健康的小儿，突然出现过度的、无法解释的、阵发性哭闹，哭声尖锐嚎叫且无法提示腹痛存在，若两手捧腹或两腿蜷曲，则提示腹痛极为严重。对腹痛的患儿应根据起病的缓急、伴随症状、腹痛部位、年龄来判断为内科性腹痛或外科性腹痛。先腹痛后伴发热，则应疑有炎症如阑尾炎、胆结石感染或出血性小肠炎；先腹痛后频繁呕吐，但无腹泻，伴便秘、不排气、有腹胀、肌紧张，有蠕动波，无包块则疑有肠梗阻；有压痛及腹肌紧张（此为很重要的体征），摸到肿块，有果酱样大便，阵发性哭闹，则应疑为肠套叠；有排尿异常，如尿急、尿频、尿痛、血尿，应考虑泌尿系统炎症或外伤。

2.头痛

头痛也是引起小儿哭闹的常见原因之一。头痛可由颅内病变引起，也可由颅外疾病引起，如新生儿缺氧缺血性脑病，颅内出血、脑膜炎、颅内占位性病变等，其哭声多尖锐高调。故尖声啼哭应考虑颅内疾病引起。

3.维生素 D 缺乏性佝偻病

本病是由于维生素 D 不足引起全身性钙、磷代谢失常和骨骼改变的一种慢性营养缺乏病。疾病早期仅出现神经精神症状，如兴奋、烦躁、哭闹、易激惹、惊吓、多汗、枕秃。随年龄不同出现相应的骨骼系统表现,如方颅、前囟闭合延迟、出牙迟、奇数出牙、肋外翻、鸡胸、漏斗胸、"O"形腿、"X"形腿等,腹肌松弛,可见"蛙腹"。实验室检查可见血钙、血磷降低,碱性磷酸酶升高;X线检查(右手腕骨片)典型病例可见尺、桡骨远端杯口变形,临时钙化带下初级骨小梁结构模糊,呈毛刷征及骨皮质疏松。本病应与维生素依赖性佝偻病、低血磷性抗维生素 D 佝偻病、远端肾小管性酸中毒、肾性佝偻病、克汀病、软骨营养不良、先天性骨骼发育不全、先天性脑积水等相鉴别。

4.维生素 D 中毒

本病是由于患儿摄入过量维生素 D 引起,每日摄入 500~1250mg(2 万~5 万 U),连续几周或几个月即可出现维生素 D 中毒现象。早期表现为易激惹、烦躁、哭闹、厌食、恶心、倦怠,继而表现为呕吐、夜尿、烦渴、尿频、便秘、消瘦、肌张力低下、苍白等。重症则可出现惊厥、血压升高、头痛、心律不齐、视神经变化、角膜及结膜混浊,甚至可出现脱水、酸中毒、肾小管坏死和肾钙化。尿中出现蛋白、红细胞及管型,进而发生慢性肾衰竭。实验室检查血钙增高,血磷可正常、升高或降低,碱性磷酸酶多数降低,血清 25(OH)D_3 增高,尿钙增高,可出现氮质血症、脱水及电解质紊乱,X线示骨骼异常钙化,长骨干骺端临时钙化带致密,增深、增宽>1mm,骨干皮质增厚,骨质疏松或骨硬化,颅骨增厚,显现环状密度增深带。重症病例可见大脑,血管,心、肾、四肢有钙化灶。

5.维生素 A 中毒

急性中毒者以颅内压增高症状为主,出现烦躁或者嗜睡、呕吐、头痛、前囟隆起、眼球震颤、复视、视盘水肿等。慢性中毒时,症状出现较缓慢,表现多样,早期不易引起注意,可出现易激惹、烦躁、食欲缺乏、消化紊乱,可有低热。常伴有颅内压增高引起呕吐、嗜睡、头痛、前囟隆起皮肤干燥、薄而发亮,可出现斑丘疹、瘙痒、脱皮和色素沉着。口角皲裂,容易出血。毛发稀少,干脆易落。有骨痛,呈转移性,伴软组织肿胀,表面无发红,不发热。四肢骨及肋骨均可侵犯。头骨中颞枕部颅骨可因骨膜新骨形成发生隆起。较小婴儿则可出现颅骨软化。偶有肝、脾增大及出血倾向,血浆凝血酶原活性降低。实验室检查血中维生素A的测定常达 100～600μg/dl 以上。

6.中耳炎

小儿耳咽管相对短而粗,呈水平位,且患上呼吸道感染的机会较多,故易患中耳炎。有的小儿中耳炎的其他表现不明显,仅因疼痛引起反复哭闹,尤以夜间为甚,若不注意常鼓膜穿孔,脓液流出后方得确诊。对反复哭闹小儿,应注意检查耳鼓膜,若为中耳炎,应及时治疗,以免影响听力。

(1)渗出性中耳炎:又称卡他性中耳炎,常发生在上呼吸道感染、腺样体增殖、扁桃体炎,尤其有病毒感染时。患儿感耳内闷胀、听力减退、自声过响,自诉吞咽时耳内作响,耳鸣如吹风样,擤鼻时耳内有气过水声,可有轻度耳痛。

(2)急性化脓性中耳炎:化脓性细菌多经咽鼓管侵入中耳,引起急性化脓性病变,多发生在上呼吸道感染急性传染病时,尤其在体弱、免疫力缺乏、贫血、糖尿病患儿。致病菌为溶血性链球菌、肺炎双球菌、流感杆菌以及金黄色葡萄球菌等。鼓室黏膜极度充血、水肿,渗出增加,继而化脓,感染扩及咽鼓管、鼓窦及乳突。

(3)慢性化脓性中耳炎:致病菌以金黄色葡萄球菌、铜绿假单胞菌居多,有时有变形杆菌等混合感染。患耳常因在急性期未能彻底治愈,局部破坏较重,或病理改变特殊,感染反复发作,持续流脓,听力减退。此型中耳炎由于呈慢性经过,无痛感,所以患儿一般无哭闹。

7.外耳道疖

常发生在外耳道软骨部毛囊和皮脂腺耵聍腺,多为葡萄球菌感染,成为局限性炎症。局部红肿疼痛,牵拉耳廓和张口时加重,小儿哭闹,体温升高。患处浸润,渐隆起,疖肿成熟后,隆起处露出脓头,耳周淋巴结肿大、压痛。

8.尿布疹

主要发生于尿布使用不当,主要表现为患处出现红斑、丘疹,一旦发生炎症容易破损并引起感染。

9.口腔疾病

由病毒、细菌、真菌所致的卡他性口腔炎、溃疡性口腔炎、疱疹性口腔炎、舌炎和咽炎等均可因疼痛引起婴儿哭闹,吸乳时疼痛抓咬,甚至因此而拒食。检查可见口腔溃疡、流涎多。黏膜表面有不易擦掉的白膜者多为鹅口疮。小儿萌牙时也常有流涎多。牙萌出通过骨膜时也可引起疼痛。

四、处置原则

1.病因治疗

尽力查明病因,彻底纠正或及时治疗。避免延误诊治而影响预后。

2.对症治疗

根据不同病因适当给予对症治疗,肠痉挛腹痛者可给颠茄合剂或阿托品,昼眠夜哭者,睡前给镇静药,并使白天睡眠时间减少。

3.一般治疗

(1)保持室内阳光充足,空气新鲜,通风良好,温湿度适宜,使患儿舒适。

(2)给患儿提供舒适的护理,按需喂奶,及时更换尿布,保证充足的睡眠,养成良好的生活习惯。

(3)密切观察患儿哭闹的声调、表情、哭闹持续时间,以及伴随的症状。发现异常及时诊断和处理。

第二章　呼吸系统疾病

第一节　急性上呼吸道感染

急性上呼吸道感染系由各种病原引起的上呼吸道的急性感染（俗称"感冒"），是小儿最常见的疾病。该病主要侵犯鼻、鼻咽和咽部，根据主要感染部位的不同可诊断为急性鼻炎、急性咽炎、急性扁桃体炎等。

一、病因

90％以上为病毒感染，主要有鼻病毒、呼吸道合胞病毒、流感病毒、副流感病毒、腺病毒、冠状病毒等。病毒感染后可继发细菌感染，最常见为溶血性链球菌，其次为肺炎链球菌、流感嗜血杆菌等。肺炎支原体也可引起上呼吸道感染。

婴幼儿时期由于上呼吸道的解剖和免疫特点而易患本病。营养障碍性疾病，如维生素 D 缺乏性佝偻病，亚临床维生素 A、锌或铁缺乏症等，或免疫缺陷病、被动吸烟、护理不当、气候改变和环境不良等因素，则易发生反复上呼吸道感染或使病程迁延。

二、临床表现

症状可轻可重。一般年长儿症状较轻，婴幼儿症状较重。

1.一般类型上呼吸道感染

（1）症状：①局部症状有鼻塞、流涕、喷嚏、干咳、咽部不适和咽痛等。②全身症状有发热、烦躁不安、头痛、全身不适、乏力等。部分患儿有食欲缺乏、呕吐、腹泻、腹痛等消化道症状。

婴幼儿起病急，全身症状为主，常有消化道症状，局部症状较轻。多有发热，体温可高达 39～40℃，热程 2～3d 至 1 周，起病 1～2d 可因高热引起惊厥。

（2）体征：可见咽部充血，扁桃体肿大。可有下颌和颈淋巴结肿大。肺部听诊一般正常。肠道病毒感染者可见不同形态的皮疹。

2.两种特殊类型上呼吸道感染

（1）疱疹性咽峡炎：①由柯萨奇 A 组病毒引起，好发于夏、秋季。起病急骤。②症状有高热、咽痛、流涎、厌食、呕吐等。③体征有：咽部充血，咽腭弓、软腭、腭垂黏膜上可见数个至十数个 2～4mm 灰白色的疱疹，周围有红晕，1～2d 破溃形成小溃疡。疱疹也可发生于口腔的其他部位。④病程为 1 周左右。

（2）咽结合膜热：①病原体为腺病毒 3 型和 7 型，好发于春、夏季，散发或发生小流行。②症状有高热、咽痛、眼部刺痛，有时伴消化道症状。③体征有咽部充血，可见白色点块状分泌物，周边无红晕，易于剥离；一侧或双侧滤泡性眼结膜炎，可伴球结膜出血；颈及耳后淋巴结增大。④病程 1～2 周。

三、辅助检查

1.病毒感染者外周血白细胞计数正常或偏低，中性粒细胞减少，淋巴细胞计数相对增高。

2.病毒分离和血清学检查可明确病原。

3.免疫荧光、免疫酶及分子生物学技术可作出早期诊断。

4.细菌感染者外周血白细胞计数可增高，中性粒细胞增高，在使用抗菌药物前行咽拭子培养可发现致病菌。

5.C 反应蛋白（CRP）和前降钙素原（PCT）有助于鉴别细菌感染。

四、鉴别诊断

1.流行性感冒:简称流感,由流感病毒、副流感病毒引起,最大的特点是突然发生和迅速传播。临床症状较重,表现为发病急骤、发热、寒战、头痛、肌痛、乏力等不适,体温在 39～41℃,流感的流行病史对诊断有重要意义。

2.急性传染病早期:上呼吸道感染常为各种传染病的前驱症状,如麻疹、流行性脑脊髓膜炎、百日咳、猩红热等,应结合流行病史、临床表现及实验室资料等综合分析,并观察病情演变加以鉴别。

3.婴幼儿上呼吸道感染往往有呕吐、腹痛、腹泻等消化系统症状,可能被误诊为胃肠道疾病,必须慎重鉴别。

4.急性阑尾炎:伴腹痛者应注意与急性阑尾炎鉴别。急性阑尾炎腹痛常先于发热,腹痛部位以右下腹为主,呈持续性,有固定压痛点、反跳痛及腹肌紧张、腰大肌试验阳性等体征,白细胞及中性粒细胞计数增高。

5.变应性鼻炎:有典型的过敏症状、病史,常与吸入变应原有关。常打喷嚏、鼻痒、鼻塞、流清水样鼻涕,但一般不发热。鼻黏膜苍白、水肿、鼻腔分泌物涂片示嗜酸性粒细胞计数增多和(或)血清特异性 IgE 含量增高,上述表现支持变应性鼻炎的诊断。

五、并发症

1.以婴幼儿多见。

2.病变若向邻近器官组织蔓延可引起中耳炎、鼻窦炎、咽后壁脓肿、扁桃体周围脓肿、颈淋巴结炎、喉炎、支气管炎及肺炎等。

3.年长儿若患 A 组溶血性链球菌咽峡炎,以后可引起急性肾小球肾炎和风湿热,其他病原体也可引起类风湿病等结缔组织病。

六、治疗

1.一般治疗

(1)护理:充分休息,保持室内空气新鲜和适当的温度与湿度,防止交叉感染。

(2)营养管理:由护士对患者的营养状况进行初始评估,记录在《住院患者评估记录》中。总分≥3分,有营养不良的风险,需在24h内通知营养科医师会诊,根据会诊意见采取营养风险防治措施;总分<3分,每周重新评估其营养状况,病情加重时应及时重新评估。

病毒性上呼吸道感染者,应注意多饮水、给予有营养而易消化的食物、补充大量维生素C等。

2.对症治疗

(1)高热者可口服对乙酰氨基酚或布洛芬,亦可进行温水擦浴、洗温水澡降温。

(2)发生高热惊厥者可予以镇静、止惊等处理。

(3)鼻塞:轻者不必处理,影响哺乳时,可于授乳前用5%麻黄碱1～2滴,滴鼻;咽痛时可含服咽喉片。

(4)中成药亦有较好的治疗效果。

3.抗感染治疗

(1)抗病毒药物:大多数上呼吸道感染由病毒引起,可试用利巴韦林10～15mg/(kg·d),口服或静脉滴注;或2mg含服,每2小时1次,每天6次,3～5d为1个疗程。若为流感病毒感染,可用磷酸奥司他韦口服。合并结膜炎者,可用0.1%阿昔洛韦滴眼液滴眼。

(2)抗生素:细菌感染者可选用青霉素类、头孢菌素类、复方磺胺甲噁唑及大环内酯类抗生素。咽拭子培养阳性结果有助于指导抗菌治疗。若证实为链球菌感染或既往有风湿热、肾炎病史者,青霉素疗程应为10～14d。

七、并发症的处理

1.并发咽后壁脓肿、扁桃体周围脓肿者,可切开引流,并根据药敏结果给予相应的抗生素治疗。

2.并发心肌炎者,应注意休息,加强心肌营养,控制心功能不全,纠正心律失常,防止继发感染。

3.并发脑炎、脑膜炎者,积极纠正脑水肿,给予镇静止痉、营养脑细胞、促进脑功能恢复、稳定内环境等治疗。

第二节　急性支气管炎

一、疾病概述

急性支气管炎又称急性气管支气管炎,为气管及支气管的感染性炎症。本病在婴幼儿时期发病较多、较重,常并发或继发于呼吸道其他部位的感染,并可为麻疹、百日咳和其他急性传染病的一种临床表现。本病一年四季均可发生,尤以冬春季节或气候冷热突变时最为多见。病原体可以是病毒、细菌、肺炎支原体或其并发感染。

二、临床特点

1.症状

发病可急可缓,大多先有上呼吸道感染症状,如咳嗽、发热等。体温可高可低,但多为低热,少数可达 38～39℃,可持续数天或持续 2～3 周。病初为单声干咳或咳出少量黏液痰,以后随病情发展,咳嗽加剧,分泌物逐渐增多,痰呈黏液脓性。婴幼儿不会咳痰,多经咽部吞下。经过 3～10d 后痰量减少,咳嗽逐渐消失。年长儿全身症状较轻,可有头痛、疲乏、食欲缺乏。婴幼儿除上述症状外,还可出现呕吐、腹泻等消化道症状。

2.体征

呼吸稍增快,早期两肺呼吸音粗糙,可闻干性啰音。以后因分泌物增多而出现粗、中湿啰音,啰音不固定,常在体位改变或咳嗽后减少甚至消失。

3.支气管炎的特殊类型

即哮喘性支气管炎,是婴幼儿时期有哮喘表现的支气管炎。年龄多见于2岁以下,虚胖,往往有湿疹或其他过敏病史。多发生在寒冷季节。一般起病急,先有上呼吸道感染表现,继之出现呼气性呼吸困难,喘息明显,呼气延长,有显著的三凹征及鼻翼扇动、发绀。体温一般低热或中度发热,肺部叩诊鼓音,听诊两肺布满哮鸣音及中湿啰音。哮喘表现随感染控制而缓解。本病有反复发作倾向,随年龄增长,发病次数可逐渐减少,程度减轻,甚至消失。少数反复发作多次后可发展为支气管哮喘。

4.症状加重及缓解因素

加重因素:寒冷的刺激可降低支气管黏膜局部的抵抗力,加重支气管炎病情。

缓解因素:保暖,多喂水,给予清淡、营养充分、均衡易消化吸收的半流质或流质饮食,除拍背外,还应帮助翻身,每1~2h 1次,使患儿保持半卧位,有利痰液排出。

5.并发症

在营养不良、免疫功能低下、佝偻病等患儿,易并发肺炎、中耳炎、喉炎、副鼻窦炎等。

三、规范诊断

(一)诊断术语

急性支气管炎又称急性气管支气管炎,为气管及支气管的感染性炎症。

(二)诊断标准

1.诊断标准

(1)发病急,常于上呼吸道感染后出现刺激性干咳,或有少量黏液痰,伴胸骨后不适感或钝痛,有细菌感染时可有黏液脓性痰。支气管痉挛时有气喘,全身症状有轻度畏寒、发热,体温 38℃左右。

(2)肺部体征阴性或两肺呼吸音粗糙,或可闻散在的干、湿啰音。

(3)血白细胞数大多正常,细菌感染时增高。

(4)胸部 X 线检查正常,或有肺纹理增粗。

(5)病程一般为自限性,全身症状 3～5d 消退,咳嗽咳痰症状有时可延续 2～3 周才消失。

(6)应排除百日咳、肺炎、支气管肺炎、支气管肺癌、肺结核等。

2.疗效判定

痊愈:体温正常,咳嗽、咳痰症状消失,肺部体征消失;好转:体温正常,咳嗽、咳痰症状减轻,肺部体征减少及减轻;无效:经治疗后发热、咳嗽、咳痰症状无好转,肺部体征无减轻或进展至肺炎。

四、医嘱处理

(一)接诊检查

1.血常规

周围血白细胞数正常或稍高,由细菌引起或并发细菌感染时可明显升高。

2.X 线检查

肺部纹理增粗或肺门阴影增深。

(二)规范处理

1.一般治疗

饮食清淡易消化,保持室内通风,经常变换体位,保持呼吸道通畅。

2.病因治疗

抗生素的应用：一般不选用广谱抗生素。对婴幼儿、体质较弱，或有发热、血白细胞计数增高的病儿，可选用青霉素、头孢氨苄、复方磺胺甲噁唑（新诺明）等；若考虑病原为肺炎支原体时，可用红霉素。如无明确细菌感染，可用利巴韦林（病毒唑）或双黄连雾化吸入或静脉滴注。

3.对症治疗

（1）化痰止咳：轻微咳嗽不用止咳药，以免影响排痰。咳嗽剧烈、痰液黏稠时，可行雾化吸入或蒸汽吸入（注意防止烫伤），酌情服用溴己新（必嗽平）等化痰药物。咳嗽频繁影响小儿睡眠时可给予适量镇静药，但应避免用药过量抑制咳嗽反射。异丙嗪可使痰液干燥而不易排出，痰多时尽量少用。

（2）平喘：喘息症状明显者，可选用氨茶碱口服，沙丁胺醇（舒喘灵）口服或雾化吸入。喘息较重的病儿可加用泼尼松 $1mg/(kg \cdot d)$，$1 \sim 3d$。

（三）注意事项

在患病的早期，对于痰多的病儿，不主张用止咳药，以免影响排痰。痰稠咳重者可服用祛痰药。也有部分病儿发展为肺炎，就按护理肺炎病儿的方法精心护理。如果急性支气管炎发作时缺氧、发绀，必须住院治疗，若缺氧得不到及时纠正，会发生脑缺氧等并发症。其他最常见的并发症就是心力衰竭。

五、诊治进展

急性支气管炎是属中医学"咳嗽""喘证""饮证"范畴，其病机多为痰热蕴肺，应用痰热清注射液治疗该病，在改善发热、咳喘、咳痰症状及X线治疗等方面效果较好，且在治疗期间未发现明显不良反应。研究表明，痰热清注射液具有抑菌与抗病毒作用，可阻断炎性介质产生，有效抑制体内免疫病理过程，防止全身炎症反应综合征。通过减少炎性细胞的浸润和渗出,提高 PaO_2 水平,提高血氧饱和度,从而改善呼吸功能。因此,痰热清注射液治疗急性支气管炎疗效满意。

第三节　肺炎

一、疾病概述

肺炎是小儿的常见疾病,临床以发热、咳嗽、气急、鼻扇为主要症状,多见于婴幼儿,一年四季均可发病,而以冬春季节气候变化时发病率尤高。多发于上呼吸道感染之后,也可继发于麻疹、百日咳等疾病。体质虚弱和营养不良小儿患本病后,病程较长,病情亦重,易并发心力衰竭等症。

小儿肺炎的分类,由于不能兼顾病因、病理及临床等特点,对小儿肺炎至今尚无一种理想的分类方法。目前常用者包括:按解剖部位分为:支气管肺炎、大叶性肺炎、间质性肺炎等。按病因分为:病毒性肺炎、细菌性肺炎、支原体肺炎、衣原体肺炎、真菌性肺炎、原虫性肺炎、非感染病因引起的肺炎(吸入性肺炎、嗜酸细胞性肺炎、坠积性肺炎等)。按病程分为:类急性(1 个月以内)、迁延性(1～3 个月)、慢性(3 个月以上)。按病情分为:轻症肺炎、重症肺炎。

支气管肺炎又称小叶性肺炎,是小儿最常见的肺炎,尤以婴幼儿发病率高。病原在发达国家以病毒为主,发展中国家以细菌为主。病毒主要是腺病毒、呼吸道合胞病毒、流感和副流感病毒及柯萨奇病毒等。细菌以肺炎球菌多见,其次为金黄色葡萄球菌、溶血性链球菌、流感杆菌、大肠埃希菌、肺炎杆菌、铜绿假单胞菌。其他还有肺炎支原体、肺炎衣原体、真菌、原虫等。大叶性肺炎:一般由肺炎球菌引起。小儿间质性肺炎,其致病原因复杂,现代医学研究认为其致病原因为吸入各种粉尘、有毒气体、环境污染物如汽油、烟雾、动物皮毛等,还可以继发于免疫系统的疾病以及过量使用某些药物如化疗药物等。

二、临床特点

1.支气管肺炎

(1)症状

呼吸系统:多先有上呼吸道感染。主要症状为发热、咳嗽(早期为刺激性干咳,后有咳痰)、气促、呼吸困难。

其他系统:拒食、呕吐、腹泻、烦躁或嗜睡。

(2)体征

呼吸系统:呼吸增快,呼吸困难,严重者呼气时呻吟,鼻翼扇动、三凹征、口周或指甲发绀。可闻及中小湿啰音,管状呼吸音。

循环系统:重症肺炎患儿出现脉快而细,心率每达 160~200 次/min,心音低钝,肝明显增大,同时伴有面色苍白、唇发绀等充血性心力衰竭的征象。心力衰竭表现为:呼吸频率忽然增快 60 次/min;心率忽然增快 180 次/min;忽然烦躁;心音低钝,奔马律;肝迅速增大;尿少或无尿。可有四肢发凉、口周灰白、脉微弱、血压下降等休克征象。

消化系统:重者时腹胀致膈肌上升,压迫胸部而加重呼吸困难。严重者出现中毒性肠麻痹的体征。

神经系统:患儿烦躁、嗜睡交替出现,甚至有惊厥、昏迷等中毒性及缺氧性脑病征象。

2.大叶性肺炎

(1)症状:起病急骤,有寒战、高热等毒血症症状;呼吸道症状有咳嗽,咳出具有特征性的铁锈色痰;胸痛一般位于病变部位,但如为下叶肺炎可放射至肩部或上腹部。部分病例可有消化道症状。严重感染时可发生周围循环衰竭,称为休克型(或中毒性肺炎)。

(2)体征:早期体征不明显,或仅有呼吸音减弱和胸膜摩擦音,实变期可有典型体征,如叩诊呈浊音,语颤增强和支气管呼吸音,消散期出现湿性啰音。

3.症状加重及缓解因素

加重因素:室内空气不清新、干燥,未给予富含维生素、高蛋白易消化饮食,未及时清理鼻、咽、喉部分泌物及痰液,未重视氧疗,未及时发现和诊治并存疾病。

缓解因素:及时就诊、改善营养状况、特别保护有先天性心脏病肺炎患儿的心脏功能、提高基层医院的小儿急救水平。

4.并发症

(1)脓胸:常由葡萄球菌或 G 杆菌引起。

(2)脓气胸:肺边缘的脓肿破裂进入胸腔并与肺泡或小支气管相通所致。

(3)肺大疱:多由金黄色葡萄球菌引起,由于细支气管管腔因炎症肿胀、狭窄,渗出物黏稠,形成活瓣阻塞,空气能入而不易出,导致肺泡扩大、破裂而形成肺大疱,体积大者可引起急性呼吸困难。

(4)还可能有肺脓肿、化脓性心包炎、败血症等。

三、规范诊断

1.诊断标准

(1)支气管肺炎

①起病多急骤,有发热、咳嗽、呼吸急促、喘憋等症状,小婴儿常伴拒奶、呕吐、腹泻等。

②重症病儿呼吸急促,呼吸频率增快超过 40 次/min;可出现点头呼吸、三凹征,口周、指甲发绀。两肺可闻及中、细湿啰音。若有病灶融合扩大,可闻及管状呼吸音,叩诊可呈浊音。

③并发心力衰竭时患儿脸色苍白或发绀,烦躁不安,呼吸困难加重,呼吸频率超过 60 次/min,有水肿、心音低钝、心率突然增快,超过160~180 次/min(除外体温因素)或出现奔马律及肝短时间内迅速

增大。

④细菌感染引起者白细胞计数及中性粒细胞增高;病毒感染引起者降低或正常。

⑤肺部 X 线摄片或透视见肺纹理增粗,有点状、斑片状阴影,或大片融合病灶。

(2)大叶性肺炎

①急性发病,发热、咳嗽、胸痛,肺局部叩诊浊音,呼吸音减弱,或胸部呼吸运动一侧减弱,语颤增强。

②胸部 X 线摄片或透视有节段或大片阴影。

③白细胞计数及中性粒细胞增多。

2.几种常见不同病原体所致支气管肺炎的特点

(1)金黄色葡萄球菌肺炎

①多见于新生儿及婴幼儿,且常为原发的金黄色葡萄球菌肺部感染。年长儿则多继发于金黄色葡萄球菌性败血症。

②起病急,病情笃重,发展快。一般先有数天的上呼吸道感染症状,然后突起高热,多呈弛张热型。咳嗽,痰呈黏液脓性,不易咳出。呼吸困难,缺氧明显,可见鼻翼扇动,发绀及三凹征。中毒症状显著。可出现面色苍白、发灰、皮肤发花、肢端冰凉;心音低钝、心率快、血压下降等休克表现。肺部体征出现早,早期即有呼吸音减弱和中细湿啰音。病变进展迅速,极易发展成肺脓肿、脓胸、脓气胸、肺大疱等。皮肤可出现红色丘疹、猩红热样或荨麻疹样皮疹。

③血白细胞总数及中性粒细胞增高,有核左移现象。少数病例白细胞明显降低,但中性粒细胞百分比仍高。

④X 线检查早期可见肺纹理增粗或小片状浸润影,病变发展很快,可在数小时内出现脓胸、脓气胸、肺大疱等相应的征象。

(2)呼吸道合胞病毒性肺炎

①由呼吸道合胞病毒引起,多见于 3 岁以下的婴幼儿,尤以 6 个月

以内的婴儿多见。

②起病急骤,常在上呼吸道感染以后 2～3d 出现持续性干咳,突然喘憋,呼吸明显加快,每分钟可达 60～80 次,偶可超过 100 次。呼气延长伴呼气呻吟。呼吸困难、鼻翼扇动、口周发绀及三凹征明显,心率增快。发热不高,一般不超过 38℃,热程短,仅持续 1～4d,甚至可不发热。肺部叩诊呈过清音。呼吸音减弱,当毛细支气管接近完全梗阻时,呼吸音微弱甚至听不清。喘憋发作时往往听不到啰音。喘憋稍有缓解时可听到哮鸣音及中细湿啰音。由于过度换气引起不显性失水量增加和液体摄入量不足,患儿可出现明显的脱水征。因喘憋、呼吸困难,出现低氧血症及高碳酸血症,易致呼吸性酸中毒。

③血白细胞总数一般在(5～15)×10⁹/L,多数在 10×10⁹/L 以下。中性粒细胞多在 0.70 以下。

④X 线呈全肺梗阻性肺气肿,肺纹理增粗,间质性肺炎、肺气肿。也可有小点片状淡薄阴影。

(3)腺病毒性肺炎

①腺病毒性肺炎:由腺病毒引起,我国以 3,7 型腺病毒为婴幼儿肺炎的主要病原,多见于 6 个月至 2 岁的小儿,病死率高。

②起病急骤,往往 1～2d 内突然发热达 39℃,多为稽留热,偶呈不规则高热。热程较长,不受抗生素影响,轻症 7～10d 开始退热,重症可持续 2～3 周,神经系统症状明显。不论病情轻重,早期即有嗜睡、精神萎靡、烦躁不安,重者可出现昏睡或昏迷,甚至反复惊厥、颈强直等中毒性脑病或脑炎的表现。多数起病时即有频发的阵咳,有白色黏稠痰,不易咳出。发病 4～6d 后出现呼吸困难,面色苍白或发灰,且逐渐加重,表现为喘憋、发绀、鼻翼扇动及三凹征。肺部体征早期不明显,一般在发热 4～5d 后才听到少许湿啰音,并逐渐增多。病变融合后可出现肺实变体征。病程中常合并胸膜反应和少量胸腔积液,无继发感染者渗出液为草黄色,不浑浊,有继发感染时则浑浊,患儿易发生中毒性心肌

炎、心力衰竭。半数以上的病例有腹泻、呕吐、腹胀。少数有中毒性肝炎、肝脾大。

③血白细胞数早期大都正常或减少，少数病例可在 $10×10^9/L$ 以上，分类以淋巴细胞为主。

④X线肺部改变较肺部体征出现早，呈现大小不等的片状阴影，分布较广，可互相融合成大病灶，以肺下野及右肺多见，亦可见肺气肿。病灶吸收缓慢，2～4 周才完全吸收，少数病例可有胸膜改变。

(4)肺炎支原体肺炎

①由肺炎支原体引起，多见于 5～15 岁的儿童，但近年来婴幼儿感染的报道日渐增多，可散发流行。

②发病缓慢，病初可有全身不适、乏力、头痛、低热或中度发热，热程 1～2 周。以刺激性干咳为突出表现，初为干咳，后转为顽固性剧咳，有时似百日咳样咳嗽，咳出黏液稠痰，甚至带血丝。咳嗽持续时间长，可达 1～4 周，常伴有胸痛。婴幼儿以喘憋症状较突出，有时不易与呼吸道合胞病毒性肺炎区别。肺部体征较轻，有 1/3 左右病例在整个病程中无任何阳性体征。一般可在肺局部听到少许干湿啰音，呼吸音减弱。部分病例可并发胸膜炎，胸水多为浆液性，偶为血性。

③白细胞计数正常或偏高，中性粒细胞增多。血沉增快。血清冷凝集试验阳性对诊断有帮助。

④X线检查有以下改变：以肺门阴影增浓较突出；支气管肺炎改变，以右肺中下野为多；间质性肺炎改变，呈网状或条索状由肺门向中外带放射，周围有小片薄影或粟粒状阴影；部分病例出现大片阴影，密度不均匀，呈节段状分布。少数为大叶性阴影，多在下叶。往往一处旧病灶吸收，另处新病灶又出现。

(5)衣原体肺炎

①是由沙眼衣原体引起。多由受感染的母亲在分娩时传染，约20%受感染的婴儿发生肺炎，为 6 个月以内婴儿肺炎的主要病原之一。

②潜伏期 2～3 个月,起病多在 3 周龄左右,约 50％于新生儿期患有结膜炎病史。起病隐匿,多有呼吸道症状,如流涕、鼻塞及咳嗽,持续且逐渐加重,咳嗽多呈阵发性,一般不发热,有时可见中耳炎。肺部典型症状和体征可见呼吸加快,偶尔见呼吸暂停,肺部可闻及啰音和呼气性喘鸣音,病程迁延可达数周至 1～2 个月。

③X 线检查可见肺气肿,伴弥漫性、对称性间质性病变及散在斑片状浸润阴影,少数病例可见胸膜反应。

一般而言,细菌性肺炎湿啰音较清楚,病毒性肺炎,尤其在疾病早期(1 周内)啰音常不多。白细胞计数、硝基四氮唑蓝试验(NBT)阳性细胞及 CRP 均明显升高,绝大多数属细菌性肺炎,反之则多为病毒性肺炎。支气管肺炎合并有迁徙化脓性病灶,或合并脓胸、脓气胸、肺大疱,常提示为金黄色葡萄球菌肺炎。但是,最终病原学诊断有赖于细菌培养、病毒分离及病毒快速诊断技术。

3.疗效判定

按照卫生部颁布的《抗菌药物临床研究指导原则》进行痊愈、显效、进步、无效 4 级评定,标准为①痊愈:临床症状、体征、实验室检查、病原学检查均恢复正常。②显效:病情明显好转,上述 4 项有 1 项未完全恢复正常。③进步:用药后＜3 项有所改善,但不显著。④无效:用药 72 小时后病情无明显好转或恶化。

四、医嘱处理

(一)接诊检查

1.血常规

细菌性肺炎时白细胞总数增高为(15～20)×10^9/L,重症金黄色葡萄球菌肺炎和流感杆菌肺炎,有时白细胞总数反而减低。病毒性肺炎的白细胞数正常或减少,淋巴数比例增加,中性粒细胞数无增高。

2.C 反应蛋白试验

在细菌性感染、败血症等此值上升,升高与感染的严重程度呈正比。病毒及支原体感染时不增高。

3.痰培养及药物敏感试验

通过痰培养,可检查出致病菌的种类,从而选择适当的药物进行治疗。

4.肺炎支原体 MP 检测

早期患儿可用 PCR 法检测患儿痰等分泌物及肺组织中 MP-16 SRDNA 或 P1 黏附蛋白基因,亦可从痰、鼻分泌物咽拭子中分离培养出 MP。

5.血清 MP 抗体检测

血清抗体可通过补体结合试验、间接血球凝集试验、酶联免疫吸附试验、间接免疫荧光试验等方法测定,或通过检测抗原得到早期诊断冷凝集试验>1∶32 可作为临床诊断的参考。

6.胸部 X 线检查

通过 X 线胸片可直接反映患儿肺部病变情况,是诊断肺炎的重要依据,并且可通过 X 线所示,区别是何种类型肺炎。如支气管肺炎,多表现为非特异性小斑片状肺实质浸润阴影;大叶性肺炎为大片阴影均匀而致密,占全肺叶或一个节段。

(二)规范处理

1.一般治疗

注意休息,保持呼吸道通畅,经常变换体位,保持室内通风,饮食清淡易消化。

2.病因治疗

(1)抗生素应用:根据病原学及病情的轻重选择敏感的抗生素,宜早期、足量、联合用药,选择合适的给药途径。每次 5 万～20 万 U/(kg・d),分 2 次肌内注射或静脉滴注。肺炎克雷伯菌对一般抗生素常耐药,头孢曲松对肺炎克雷伯菌的杀菌力高,30～50mg/(kg·d),分2次静脉滴注。哌拉西林(氧哌嗪青霉素)与头孢类抗生素合用有协同作用,0.1～0.2g/(kg·d),分2次静脉滴注。临床上对金黄色葡萄球菌感染常采用联合、大剂量、较长疗程应用抗生素,对青霉素的敏感株感染选用青霉素,对青霉素耐药株感染,应选用耐青霉素酶的半合成青霉素,如苯唑西林、氯唑西林(邻氯青霉素)或用第一代头孢菌素,如头孢唑林、头孢拉定等,或选用β-内酰胺类抗生素,对青霉素和头孢菌素过敏者可用万古霉素,20～40mg/(kg·d),分2次静脉滴注。对流感嗜血杆菌肺炎,采用氯霉素、氨苄西林或第二代、第三代头孢菌素治疗。支原体和军团菌对大环内酯类抗生素很敏感,首选红霉素,30～50mg/(kg·d),静脉滴注。真菌感染者停用抗生素、糖皮质激素、免疫抑制药,氟康唑为目前理想的抗真菌药,剂量为3～6mg/(kg·d),口服或静脉滴注。抗生素应使用到体温恢复正常后5～7d。停药过早不能完全控制感染;也不可滥用抗生素,否则易引起体内菌群失调,造成致病菌耐药和真菌感染。不见效时,可改用其他抗生素,通常按照临床的病原体诊断或咽拭培养的阳性病菌选用恰当抗生素。对原因不明的病例,可先联合应用两种抗生素。

(2)抗病毒治疗:利巴韦林(病毒唑)为广谱抗病毒制剂,对呼吸道合胞病毒(RSV)及早期腺病毒感染均有疗效,对重症病毒性肺炎单独使用还不可靠。10～15mg/(kg·d),肌内注射或静脉滴注,也可雾化吸入,2～3/d。阿昔洛韦(无环鸟苷)对疱疹病毒科的病毒有效,剂量为20～30mg/(kg·d),静脉滴注或口服,疗程为7～10d。更昔洛韦(丙环鸟苷)是抑制巨细胞病毒作用较强的药物,剂量为5～10mg/(kg·d),静脉滴注,连用10～14d。聚肌胞为干扰素诱生药,2岁以下1mg隔日肌内注射,2岁以上2mg隔日肌内3d射,3～6次为1疗程。干扰素,每次100万U,肌内注射或皮下注射,连用3d,也可用干扰素1万～2万U,加入生理盐水20ml超声雾化吸入,2/d。双黄连,以2%的雾化液,每次吸入 40min,3/d,疗程 5～7d。也可口服或静脉滴注。

3.对症治疗

(1)退热:对乙酰氨基酚(扑热息痛)作为解热的首选药,每次 10～15mg/kg,口服,4～6h 1 次,每日可用 2～3 次。幼儿 1 次最大剂量不超过 250mg。安乃近每次 5～10mg/kg,口服或肌内注射;阿司匹林作为解热药不推荐给婴幼儿。小于 2 个月的婴儿原则上不予解热药,以免因退热掩盖病情,延误诊断和治疗。头部冷敷、冰枕、温水擦浴可作为解热治疗的辅助措施。

(2)镇静:安静休息是减轻病儿心脏负荷,预防和减少心脏并发症最基本和有效的治疗措施,必要时可用氯丙嗪与异丙嗪合剂肌内注射。

(3)止咳:频咳者给予止咳处理,如棕色合剂,每岁 1ml。有痰时用祛痰药(如祛痰灵),痰多时可吸痰。

(4)平喘:有喘鸣的病儿,应适当应用支气管扩张药。小于 5 岁的病儿可用 5%沙丁胺醇(舒喘灵)溶液,每次 0.5ml,加入生理盐水 2ml,以氧气作动力吸入,必要时 4～6h 可重复使用。大于 5 岁的病儿可予沙丁胺醇气雾剂定量吸入。沙丁胺醇也可口服,2～10 个月 1mg,1～4岁 0.1～0.15mg/(kg·次),每日 3 次。

(5)输氧:凡有低氧血症的病儿立即给予氧气吸入。一般选用低流量,吸氧浓度不超过 40%。

(6)心力衰竭的治疗

①强心:选用快速洋地黄制剂,静脉用药。毛花苷 C 饱和量:2 岁以下 30～40μg/kg;2 岁以上 20～30μg/kg,首剂用饱和量的 1/2 静注,余量分 2 次,4～6h 给药 1 次。一般不需要维持量,若伴有先天性心脏病,常需以地高辛维持用药。洋地黄制剂不宜与钙剂使用,注射钙剂后,宜 6～8h 后方可给洋地黄类药物。在用洋地黄制剂的过程中一旦出现脉搏缓慢,婴儿低于 100 次/min,幼儿低于 80 次/min,儿童低于 60 次/min,而不能作为其他解释时,多数是洋地黄过量的先兆,应及时

调整剂量并作心电监测,防止发生洋地黄中毒。

②扩血管:常用酚妥拉明,每次 0.5～1mg/kg,最大剂量不超过 10mg,加入 10%的葡萄糖溶液 20ml,静脉滴注,根据病情每 2～6h 给药 1 次至心力衰竭症状缓解时停用。

③利尿:应用强心药前先给予呋塞米利尿以减轻心脏负荷。

(7)腹胀的治疗:可先用稀释肥皂水(约 2%)灌肠后留导管排气;不见效时可用新斯的明,每次 0.03～0.04mg/kg 肌内注射。对过度腹胀者,可用胃肠减压法抽出胃肠内容物及气体,同时联用酚妥拉明每次 0.5mg/kg 及间羟胺每次 0.25mg/kg 溶于 10%葡萄糖溶液 5～10ml 中,静脉滴注,必要时 30min～1h 后重复使用,每日 3～4 次。对低血钾所致的腹胀,可服 10%氯化钾溶液,每次 0.5ml/kg,3～4/d。

(8)激素治疗:一般肺炎不需用肾上腺皮质激素。严重的细菌性肺炎,用有效抗生素控制感染的同时,在下列情况下可加用激素:①中毒症状严重,如出现休克、中毒性脑病、超高热(体温在 40℃以上持续不退)等。②支气管痉挛明显,或分泌物多。③早期胸腔积液,为了防止胸膜粘连也可局部应用。以短期治疗不超过 3～5d 为宜。一般静脉滴氢化可的松 5～10mg/(kg·d),或口服泼尼松 1～2mg/(kg·d),或地塞米松 0.25～0.5mg/(kg·d),静脉滴注。用激素超过 5～7d 者,停药时宜逐渐减量。病毒性肺炎一般不用激素,毛细支气管炎喘憋严重时,也可考虑短期应用。

(9)液体疗法:一般肺炎患儿可经口保持液体入量,不需输液。对不能进食者,可进行静滴输液。总液量以 60～80ml/(kg·d)为宜,婴幼儿用量可偏大,较大儿童则应相对偏小。对高热及喘重或微循环功能障碍的患儿,由于不显性失水过多,总液量可偏高。并发代谢性酸中毒的患儿,给予 5%碳酸氢钠溶液每次 2～3ml/kg,静脉滴注。心力衰竭时 40～60ml/(kg·d),以 1/5～1/3 张为宜,速度应控制在每小时 5ml/kg 以下。

(10)物理疗法：对于啰音经久不消的患儿宜用光疗、电疗。对迁延性患儿还可用芥末湿布敷胸背，或拔火罐。使胸背皮肤受到刺激后充血，从而消减肺部淤血，并能促进肺部渗出物的吸收和啰音的消失。敷芥末泥比较温和，可用于 1 岁以下小儿；拔火罐的作用较强，只可用于较大儿童。病危或心力衰竭时，禁忌用这些刺激疗法。

（三）注意事项

1.给予肺炎患者富含优质蛋白、维生素和高热量的易消化流质或半流质饮食。鼓励患儿多饮水，以补充丢失的水分，有利于咳嗽、排痰。

2.患病期间应卧床休息。平时应注意锻炼身体，尤其要加强耐寒的锻炼，预防上呼吸道感染。

3.鼓励肺炎患儿深呼吸，协助翻身及进行胸部叩击，指导肺炎患儿有效咳嗽，促进排痰，痰液黏稠不易咳出时，给予雾化吸入。

4.按医嘱应用抗生素，警惕抗生素的不良反应，一旦发生不良反应及时与医生沟通，并做好相应处理。

5.观察病情，预防或及早发现并发症，如危重病人的生命体征。意识状态的监测，咳嗽是否有效，血气分析变化等。

五、诊治进展

近期研究认为，婴幼儿淋巴细胞不能对 MP 感染产生记忆，随着反复感染 MP，小儿对 MP 的免疫反应可能随着年龄的增长而逐渐增强。小儿 MP 感染病例逐年有所增加，既往认为 MP 感染多见于学龄儿童及青少年，近年报道婴幼儿感染病例逐渐增多，其原因可能为：①MP 感染年龄前移；②病原体不断进化导致 MP 致病能力增强；③实验室检测技术进步，临床医师对 MP 感染重视程度及诊断意识不断提高。MP 感染的特点是：多发于学龄前、学龄期儿童，具有小范围流行的特点；起病较缓慢，病程长；呼吸道症状突出，表现为剧烈阵咳、痰少；肺部体征少而 X 线改变出现早且明显；用青霉素、头孢类抗生素治疗无效，用大环内酯类治疗效果好;部分病人有肺外表现。对疑似病例应尽早做血清学检测,确诊后必须给予足剂量、足疗程的治疗,才能提高治愈率,防止病情复发。

第四节　化脓性胸膜炎

化脓性胸膜炎是胸膜化脓性感染并有胸腔积脓,故又称脓胸。多继发于肺部感染和败血症,胸腔积脓多时可涉及整个一侧胸腔,亦可局限一处成包裹性脓胸。

一、病因

此病可发生于任何年龄,多见于2岁以下的婴幼儿,年长儿多继发于未经适当治疗的肺炎、败血症或其他邻近器官的炎症。病原菌以化脓性球菌为主,最常见为金黄色葡萄球菌,其次为流感嗜血杆菌、肺炎链球菌,也可见于革兰阴性杆菌、厌氧菌。

二、临床表现

1.症状

(1)在肺炎、败血症等治疗过程中,如持久不愈,体温持续高热不退或退后复升,全身情况恶化,出现咳嗽、胸闷、气急、胸痛、发绀、呼吸困难等应考虑并发脓胸。

(2)如突然出现呼吸困难、烦躁、发绀,甚至发生呼吸、循环衰竭症状,应考虑有张力性气胸。

(3)脓胸的病情视积脓多少及肺组织压缩程度而异。

2.体征

(1)肺部体征视积脓多少而不同。

(2)大量脓胸时,患侧胸廓呼吸运动受限,胸廓饱满,肋间隙增宽,语颤减低,叩诊积液部位为实音或浊音,并可随患儿体位改变而变化。听诊呼吸音减低或完全消失,在肺与积液交界面附近可听到管状呼吸音,有肺炎者则同时有湿啰音。

(3)脓液大量时,可出现纵隔移位,心尖冲动移位。

(4)胸膜发生粘连时呈包裹性脓胸。

(5)脓胸病程超过 2 周时可出现胸廓塌陷、肋间隙变窄、胸段脊柱凸向对侧或侧弯,当脓胸感染完全控制后,这些畸形多能恢复。

三、辅助检查

1.实验室检查

外周血白细胞数明显增高,多在 20×10^9 以上,中性粒细胞增高,有核左移及中毒颗粒。血清 C 反应蛋白可增高。

2.胸腔穿刺抽出液检查

多为脓性,白细胞数增高以中性粒细胞为主,培养或涂片可获病原菌,并做药物敏感试验,为选用抗生素作依据。脓液性状与病原菌有关,金黄色葡萄球菌感染为黄绿色或黄褐色,脓液极黏稠;肺炎链球菌感染为黄色黏稠脓液;链球菌感染为淡黄色稀薄脓液;厌氧菌感染为恶臭脓液。

3.X 线检查

脓液少时,立位 X 线胸片可见肋膈角消失或膈肌运动受限,胸腔下部积液处可见抛物线样弧形阴影,且随体位而改变。脓液多时,一侧胸腔呈均匀密度增高影,其内不见肺纹理,肋间隙增宽,纵隔和心脏向健侧移位。进入气体后可见气液平面。如因粘连而成包裹性脓胸,则 X 线片可见梭形或卵圆形阴影,位置相对固定,不随体位有所改变。采取不同体位(立位、仰卧位、侧卧位)摄 X 线片或 X 线透视,可以帮助判断胸膜腔积液量的多少、积液的位置、有无包裹。

4.超声波检查

可确定积脓的部位、多少,用于胸腔穿刺定位及鉴别胸腔积液与胸膜增厚。

四、诊断及鉴别诊断

1.根据严重的感染中毒症状、呼吸困难,气管和心浊音界向对侧移位,病侧叩诊大片浊音,且呼吸音明显降低,大致可考虑为脓胸。

2.胸部 X 线检查可确诊胸腔有积液。积液时胸部 X 线片可见大片均匀昏暗影,肺纹多被遮没,且纵隔明显被推向对侧。边缘清楚的片状阴影,可能为包裹性脓胸。肺叶间积液时,侧位 X 线片显示叶间梭状阴影。必要时可行 CT 检查。

3.此病确诊必须根据胸腔穿刺抽得脓液,并做脓液培养及涂片检查。

4.本病常需与大叶性肺炎、肺不张、大量心包积液、大范围的肺萎陷、巨大肺大疱及肺脓肿、疱疝、巨大疱下脓肿、肺包虫或肝包虫病、结缔组织病合并胸膜炎相鉴别。

五、治疗

1.一般治疗

(1)护理:给予支持疗法增加营养,补充维生素以改善全身营养状况,酌情输血、血浆等。出现发绀、呼吸困难者及时给氧;发热者应及时给予降温,出现烦躁不安可给予镇静等对症处理。

(2)营养管理:由护士对患者的营养状况进行初始评估,记录在《住院患者评估记录》中。总分≥3 分,有营养不良的风险,需在 24h 内通知营养科医师会诊,根据会诊意见采取营养风险防治措施;总分<3 分,每周重新评估其营养状况,病情加重应及时重新评估。

重症患儿进食困难者,可给予鼻饲或肠道外营养;注意适当补充白开水。

(3)疼痛管理:由护士对患者胸痛情况进行初始评估,疼痛评分在4分以上的,应在1h内报告医师,联系麻醉科医师会诊。

2.对症治疗

(1)控制感染应尽早明确病原菌。未明确前,可根据病史及脓液的性质选择2种以上的有效抗生素,足量静脉给药,若脓液培养结果回报后可根据药敏选用抗生素。如为金黄色葡萄糖菌及表皮葡萄球菌感染,应选用头孢菌素加半合成青霉素类;对肺炎链球菌感染仍首选青霉素;对革兰阴性杆菌感染可用二、三代头孢菌素或与氨基糖苷类合用;疑有厌氧菌感染可用甲硝唑治疗。一般疗程在4周以上,至体温和白细胞计数正常、脓液吸收后再逐渐停药。

(2)胸腔穿刺抽脓为重要的治疗手段,应尽早进行。

穿刺疗法原则:①诊断性穿刺可定性定位。②3d内可采用每天穿刺抽脓使肺膨胀。③任何时间脓液增多或有张力时,均应先胸腔穿刺再考虑引流。④早期脓液较稀时,胸腔穿刺可每天或隔天1次,尽量把脓抽尽,直至脓液消失。脓液黏稠时,可注入生理盐水冲洗,还可适当注入抗生素。在穿刺排脓时,如出现频繁咳嗽、呼吸困难或有休克症状,应立即停止操作,给予吸氧等处理。

(3)胸腔闭式引流:若经穿刺排脓,3d后脓液增长快、量多且稠、不易抽尽、中毒症状不见好转,穿刺排脓不畅及呼吸困难或胸壁已发生感染、病灶呈包裹性而穿刺困难时,应尽可能采取闭式引流。

适应证:①年龄小,中毒症状重;②脓液黏稠,反复穿刺排脓不畅或包裹性不宜穿刺引流;③张力性脓气胸,紧急时在患侧胸前第2~3肋间先穿刺排气,达到减压后再做闭式引流;④有支气管胸膜瘘或内科治疗1个月,临床症状未见好转或胸壁已并发较严重感染者。

六、并发症及处理

1.慢性脓胸,脓液多,高热不退,脓腔粘连分隔或有支气管胸膜瘘管或胸壁感染时,应考虑外科手术修补治疗。

2.对出现呼吸衰竭者,应保持呼吸道通畅,排除分泌物,必要时行气管插管进行机械通气。

3.并发心力衰竭时,应及时给予吸氧、镇静、利尿、强心及应用血管活性药物等治疗。

4.合并中毒性脑病时及时给予脱水疗法、改善通气、扩血管、解痉、应用糖皮质激素、促进脑细胞恢复等治疗。

5.合并中毒性肠麻痹时,应禁食和胃肠减压,亦可使用酚妥拉明。

第五节　支气管哮喘

一、疾病概述

支气管哮喘是由嗜酸性粒细胞、肥大细胞和 T 淋巴细胞等多种炎性细胞参与的气道慢性炎症。这种炎症使易感者对各种激发因子具有气道高反应性,并可引起气道缩窄,表现为反复发作性的喘息、呼吸困难、胸闷或咳嗽等症状,常在夜间和(或)清晨发作、加剧,常常出现广泛多变的可逆性气流受限,多数患者可自行缓解或经治疗缓解。

二、临床特点

1.症状

咳嗽、喘鸣反复,常在夜间发作或加剧,剧咳,吐白色泡沫痰,年长儿常突然发作,婴幼儿常为上呼吸道感染后诱发。

2.体征

体检可见呼气性呼吸困难、喘鸣,严重者伴发绀、出汗,甚至神志不清,肺部听诊闻哮鸣音,部分伴湿啰音,严重者呼吸音减低,哮鸣音消失,并出现危重征象:呈现发绀、心力衰竭及神志改变。

3.症状

加重及缓解因素加重因素:吸入物、感染、食物、气候改变、精神因素、剧烈运动、药物等。

缓解因素:防止受凉、感冒、戒烟、控制饮食量、多喝温水、不使用芳香药、散步、游泳等。

4.并发症

(1)肺气肿:有资料统计:大约80％的肺气肿病人都有慢性支气管炎,1/3的慢性支气管炎伴有肺气肿,可是只有1/10左右的哮喘病人并发肺气肿。

(2)呼吸骤停和呼吸衰竭:呼吸骤停指的是病人突然发生的呼吸停止。大半发生在病人已连续发病几天后的用膳及咳嗽时,也可以在轻微活动后,发生这一严重并发症前,通常病情并不太重,也没有什么预兆。因而病人大半都在家中,家属的及时救治非常重要。如果呼吸停止后2~3min后未恢复过来,也没有进行及时的人工呼吸等救治,则常会在送医院前继发心搏骤停而死亡。

呼吸衰竭的发生比呼吸骤停慢得多,多为哮喘持续状态发展到后期所并发,表现为神志的改变与明显的发绀,应当送往医院救治。

(3)心律失常和休克:严重的哮喘持续状态,本身可以由于缺氧的影响,造成心律失常和休克,然而,临床上因治疗不当而发生这两种并发症的机会就更多见。

(4)生长发育迟缓:一般的哮喘对儿童的生长发育影响不大,可是哮喘终年发作或长期应用肾上腺皮质激素,就有可能因为缺氧或皮质激素的抑制蛋白合成等作用而对儿童的生长发育带来较大影响。

三、规范诊断

(一)诊断术语

主要有下列几种类型：

1.**"哮喘持续状态"(SA)**

是指哮喘严重持续发作达 24h 以上,经用常规药物治疗无效。现在认为此定义不全面。WHO 关于 SA 的定义为:哮喘发作时出现严重呼吸困难,合理应用拟交感神经药物和茶碱类药物后,仍不见缓解,病情进行性加重,称为 SA。由于支气管严重阻塞,可威胁生命,一旦确诊,应予积极治疗。有人把哮喘持续发作,连用 3 次支气管扩张药无效,临床出现呼吸困难,低氧血症(或发绀),称为哮喘持续状态,需予紧急治疗,不然,能导致肺通气衰竭而致死亡,故 SA 属呼吸道急症。

2.**运动性哮喘**

也称运动诱发性哮喘,是指达到一定的运动量后引起支气管痉挛而产生的哮喘,因此其发作都是急性的、短暂的,而且大多数能自行缓解。运动性哮喘固然均由运动引起,但运动的种类、运动持续时间、运动量和运动强度均与哮喘的发作有直接关系。

3.**药物性哮喘**

哮喘的发作是由使用某些药物引起(诱发)的,这类哮喘就叫做药物性哮喘。可能引起哮喘发作的药物很多,常见者为:阿司匹林、β受体阻滞药,局部麻醉药,添加剂,医用气雾剂中的杀菌复合物用于饮用酒、果汁、饮料和药物作防腐保藏剂和抗生素或磺胺药(包括青霉素、磺胺药、呋喃类药)等。这些药物通常是以抗原(如免疫血清)、半抗原或佐剂的身份参与机体的变态反应过程的,没有机体的易感性就不容易发生过敏性反应。但并非所有的药物性哮喘都是机体直接对药物产生过敏反应而引起的,β受体阻滞药更是如此,它是通过阻断 β 受体,使 $β_2$ 受体激动药不能在支气管平滑肌的效应器上起作用,导致支气管痉挛,哮喘发作。

4.阿司匹林性哮喘

阿司匹林是诱发药物性哮喘中最常见的药物,某些哮喘患者于服用阿司匹林或其他解热镇痛药及非类甾体抗炎药后数分钟或数小时内即可诱发剧烈的哮喘,其表现颇似速发型变态反应,近年来普遍认为可能是对阿司匹林的不耐受性导致。这种对以阿司匹林为代表的解热镇痛药的不耐受现象就称为阿司匹林性哮喘。

5.咳嗽变异性哮喘

有时哮喘仅表现为咳嗽,变异性的气流阻塞可以不存在。其诊断标准(小儿年龄不分大小)是:①咳嗽持续或反复发作超过1个月,常在夜间(或清晨)发作,痰少,运动后加重;②没有发热和其他感染表现或经较长期抗生素治疗无效;③用支气管扩张药可使咳嗽发作缓解;④肺功能检查确认有气道高反应性;⑤个人过敏史或家族过敏史和(或)过敏原皮试阳性等可作辅助诊断。

(二)诊断标准

1.诊断标准

(1)婴幼儿哮喘诊断标准(计分法):凡年龄<3岁,喘息反复发作者计分原则:①喘息发作≥3次(3分);②肺部出现喘鸣音(2分);③喘息突然发作(1分);④有其他特应性病史(1分);⑤一、二级亲属中有哮喘病史(1分)。

评分原则:①总分≥5分者诊断婴幼儿哮喘。②喘息发作只2次或总分≤4分者初步诊断为可疑哮喘(喘息性支气管炎),如肺部有喘鸣音可作以下任意一试验:a.1％肾上腺素 0.01ml/kg 每次皮下注射,15～20min 后若喘息缓解或喘鸣音明显减少者加2分。b.以沙丁胺醇(舒喘灵)气雾剂,沙丁胺醇水溶液雾化吸入后观察喘息或喘鸣音改变情况,如减少明显者可加2分。

(2)3岁以上儿童哮喘诊断标准:①喘息呈反复发作者(或可追溯与

某种变应原或刺激因素有关）。②发作时肺部闻及喘鸣音。③平喘药有明显疗效。

疑似病例可选用1‰肾上腺素皮下注射0.01ml/kg,每次最大量不大于0.3ml,或以沙丁胺醇气雾剂或溶液雾化吸入,观察15min有明显疗效者有助诊断。

(3)咳嗽变异性哮喘诊断标准(儿童年龄不分大小):①咳嗽持续或反复发作>1个月,常在夜间(或清晨)发作、痰少、运动后加重,临床无感染征象,或经较长期抗生素治疗无效。②用支气管扩张药可使咳嗽发作缓角诊断条件。

(4)哮喘持续状态:哮喘发作时出现严重吸气困难,端坐呼吸,呼吸频率开始变慢,肺部呼吸音及哮喘音减低甚至消失,发绀严重,供氧不见改善,说话困难,大汗淋漓,肢端发冷,心率速,脉纲速、弱,甚至神志不清,在合理应用拟交感神经药物和茶碱类药物,超过24~48h不能缓解,呈一种持续性的严重哮喘状态,结合有反复发作史者。亦可因呼吸衰竭或周围循环障碍,体力衰竭而致死。

有个人过敏史或家庭过敏史,气道呈高反应性,变应原皮试阳性等可作辅助诊断。

2.疗效判定

临床控制:哮喘症状完全缓解,即使偶有轻度发作不需用药即可缓解。第一秒用力呼吸量(FEV1)(或用力呼气流量 FEF)增加量>35%,或治疗后 FEV$_1$(或最大呼气流量 PEF)≥80%预计值。PEF 昼夜波动率<20%。显效:哮喘发作较治疗前明显减轻,FEV$_1$(或 PEF)增加量范围25%~3s%,或治疗后 FEV$_1$(或 PEF)达到预计值的60%~79%,PEF 昼夜波动率<20%,仍需用糖皮质激素或支气管舒张药。好转:哮喘症状有所减轻,FEV$_1$(或 PEF)增加量15%~24%,仍需用糖皮质激素和(或)支气管舒张药。无效:临床症状和 FEV$_1$(或 PEF)测定值无改善或反而加重。

四、医嘱处理

(一)接诊检查

1.嗜酸细胞计数

大多数过敏性鼻炎及哮喘患儿血中嗜酸细胞计数超过 $0.3×10^9/L$（300/mm³）。痰液中也可发现有嗜酸细胞增多和库斯曼螺旋体和夏科-莱登结晶。

2.血常规

红细胞、血红蛋白、白细胞总数及中性粒细胞一般均正常，但应用β受体兴奋药后白细胞总数可以增加。若合并细菌感染，两者均增用。

3.胸部 X 线检查

缓解期大多正常,在发作期多数病儿可呈单纯过度充气或伴有肺门血管阴影增加;有合并感染时,可出现肺部浸润以及发生其他并发症时可有不同像,但胸部 X 线有助于排除其他原因引起的哮喘。

4.皮肤变应原检查

皮肤试验是用致敏原在皮肤上所作的诱发试验,一般在上臂伸侧进行。主要有 4 种方法。①斑贴试验:用于确定外源性接触性皮炎的致敏物。②划痕试验:主要用于检测速发反应的致敏物,于试验部位滴一滴测试剂,然后进行划痕,划痕深度以不出血为度,20min 后观察反应,阳性反应表现为红晕及风团。此法优点是安全、不引起剧烈反应,但缺点是不如皮内试验灵敏。③皮内试验:敏感性较高,操作简便,不需特殊设备,是目前特异性试验最常用方法。一般用以观察速发反应,也可观察延迟反应。皮内试验注射变应原浸液的量为 0.01～0.02ml。一般浸液浓度用 1∶100(W/V),但花粉类多用 1∶1000～1∶10000 浓度。皮试的目的是为了明确引起哮喘的致敏原,故皮试前 24～48h 应停用拟交感神经类、抗组胺类、茶碱类、皮质类固醇类药物,以免干扰结果。④吸入性过敏原和食入性过敏原筛查的组合检测:可检测各种常见的过敏反应,并可估计人血清或血浆中 IgE 的总水平。吸入性过敏原筛查检测组合包括:屋尘、尘螨、粉螨、猫毛发皮屑、狗毛发皮屑、点青霉、交链孢霉、黑根霉、蟑螂、蚊子、普通豚草、蒿属植物、白桦、榆树、梧桐、桉树、桑树。食入性过敏原筛查检测组合包括:螃蟹、虾、龙虾、鳕鱼、带鱼、金枪鱼、牛肉、羊肉、鸡肉、牛奶、蛋白、蛋黄、花生、大豆、绿豆、大马哈鱼、大比目鱼、扇贝或干贝。

5.肺功能检查

近年来国内外学者推荐用微型流速来测量最大呼气流速(PEFR)以随时监测哮喘患儿病情变化。其方法是被检者取立位,右手持峰流速仪深吸一口气立即将仪器咬口端塞进口腔内,口唇要含紧口器,不漏气,用最大力量及最快速度将气呼出,重复 3~4 次,选其最高值记录评价。检查时,患儿在吸气和呼气间不能屏气,检查前应反复向患儿演示,同时要测量身高,然后与本地区正常儿童标准值比较,如低于正常吸入支气管扩张药如沙丁胺醇气雾剂 2 揿,其值能提高 15%,则有诊断意义。用峰流速仪试验不但可诊断哮喘,还可监测哮喘患儿病情,测定气道高反应性。其最大特点是可随身携带,便于家长和患儿自我监测病情,记录于哮喘日记调整治疗方案,达到较长时间控制哮喘发作的目的。但在危重型患儿因全身情况衰竭,或气道通气量急骤减少,常不宜反复进行测试。

6.血气分析

是测量哮喘病情的重要实验室检查,特别对并发低氧血症和高碳酸血症的严重病例,可用来指导治疗。有学者依据血气结果,将哮喘发作分为三度。①轻度:pH 正常或稍高,PaO_2 正常,$PaCO_2$ 稍低,提示哮喘处于早期,有轻度或过度通气,支气管痉挛不严重,口服或气雾吸入平喘药可使之缓解;②中度:pH 值正常,PaO_2 偏低,$PaCO_2$ 仍正常,则提示患者通气不足,支气管痉挛较明显,病情转重,必要时可加用静脉平喘药物;③重度:pH 值降低,PaO_2 明显降低,$PaCO_2$ 升高提示严重通气不足,支气管痉挛和严重阻塞,多发生在哮喘持续状态,需积极治疗或给予监护抢救。

(二)规范处理

1.一般治疗

吸氧,保持呼吸道通畅,患儿保持半卧位可减轻困难。

2.病因治疗

避免接触过敏原,积极治疗和清除感染灶,祛除各种诱发因素,如吸烟、冰冷饮料、水果,预防气候突变等。

3.急性发作的治疗

(1)控制感染:怀疑有感染时,可根据病情或病原学检查选用1~2种抗生素。

(2)控制哮喘药物

糖皮质激素:适用于各型、各年龄段的哮喘,是最有效的抗炎药物。

吸入剂有:①必酮碟干粉:$100\mu g$/囊泡,每次 $100\mu g$,3~4/d;②丙酸倍氯米松(必可酮):$50\mu g$/揿,每次 $100\mu g$,2~4/d;③布地奈德(丁地去炎松):$50\mu g$/揿,每次 $50\sim100\mu g$,2~4/d。吸入糖皮质激素适用于哮喘急性加重,慢性哮喘反复发作,哮喘的预防性治疗,尤其适用于每日有症状的小儿,需长期使用。

口服药多用泼尼松,1~2mg/(kg·d)(最大量 40mg/d),分 2~3次口服,3~5d 短程使用。少数病儿需长期口服糖皮质激素,则宜每日顿服或隔时顿服,在口服的同时应用吸入糖皮质激素,2 周以后,逐渐停用口服,用吸入糖皮质激素来完全或部分替代口服糖激素。

静脉用药有①氢化可的松:每次 4~8mg/kg,静脉滴注,2/d;②甲泼尼龙:每次 1mg/kg,每 6h 1 次;③地塞米松:每次 1~2.5mg,2~3/d,疗程 3~5d,病情稳定后立即停药,有激素依赖倾向者改用口服泼尼松维持并逐渐过渡至吸入。

β_2 受体激动药是临床解除支气管痉挛的一线平喘药。

吸入剂有①沙丁胺醇:100μg/揿,每次 1～2 揿,3～4/d;②特布他林(博利康尼,喘康速):250μg/揿,每次 1～2 揿,3～4/d;③喘宁碟干粉:200μg/囊泡,每次 200μg,3～4/d;④0.5％沙丁胺醇水溶液:每次0.01～0.03ml/kg(最大量 1ml),用 2～3ml 生理盐水稀释,4～6h 雾化吸入 1 次。吸入型 β₂ 受体激动药为治疗哮喘急性发作和预防运动诱发哮喘的首选药物。气雾剂最适用于哮喘初发阶段,0.5％沙丁胺醇水溶液雾化吸入对重度哮喘发作或哮喘持续状态疗效较好,开始可 0.5h 用药 1 次,以后每隔 4～6h 重复 1 次。

口服药有①短效 β₂ 受体激动药:起效快,疗效维持 4～6h。沙丁胺醇:每次 2～4mg,5 岁以下的病儿每次 0.5～1mg,大于 5 岁每次 2mg,3～4/d。②中效 β₂ 受体激动药:起效较快,疗效可维持 6～8h。特布他林:每片 2.5mg,1～2 岁每次 1/4～1/3 片,3～5 岁每次 1/3～2/3 片,6～14 岁每次 2/3～1 片,3/d。③长效 β₂ 受体激动药:作用强,疗效维持 12h,且有抗炎作用。丙卡特罗(美喘清):每片 25μg,每次1.25μg/kg,1～2/d。

氨茶碱具有抗炎及平喘的双重作用。①口服用药:每次 4～6mg/kg,6h 1 次。缓释片(茶碱),每次 8～12.5mg/kg,1～2/d。②静脉用药:首次 5～6mg/kg,于 20～30min 内静脉滴注,继以 1mg/(kg·h)静滴维持。

4.咳嗽变异性哮喘的治疗

可用沙丁胺醇和酮替芬。沙丁胺醇每次 0.1mg/kg,3/d,在咳嗽消失后继续服用半个月停药。酮替芬,幼儿每次 0.5mg,儿童每次 1mg,口服,2/d,疗程一般为半年。也可用丙卡特罗,1.25μg/(kg·d),口服,1/d。

5.哮喘持续状态的治疗

(1)立即氧气吸入:浓度以 40％为宜。最好以氧气为驱动将沙丁胺醇溶液稀释后雾化吸入。0.5％沙丁胺醇溶液,1～4 岁 0.25ml,4～8 岁

0.5ml,8～12 岁 0.75ml,12 岁以上 1.0ml,加生理盐水至 2ml,初为 1～2h 1 次,好转后 6h 1 次。

(2)糖皮质激素:早期、足量、短程、静脉使用。静脉滴注氢化可的松每次 5～10mg/kg,或地塞米松每次 0.25～0.75mg/kg,6～8h 1 次。症状缓解后逐渐减量或改为口服。

(3)氨茶碱:首剂 5～6mg/kg,静脉滴注,30min 内滴完,继后以 0.8～1mg/(kg·h)维持 3h,或 6～8h 重复 1 次。注意在使用大剂量 β_2 受体激动药后再用氨茶碱不但不能增加扩张支气管的效果,反而会增加不良反应的发生。

(4)沙丁胺醇溶液:每次 2.5～5μg/kg,加入 250ml 葡萄糖溶液中静脉滴注,每分钟 1ml,30min 左右症状好转后减慢滴速,维持 4～6h,8h 后可重复应用。该药适用于雾化吸入或静脉滴注氨茶碱后病情无好转的病儿。

(5)控制感染:感染是儿童哮喘持续状态的常见诱因,且痰液潴留也易继发细菌感染,应选择两种抗生素联用。

(6)补液、纠正酸中毒:一般可给予 1/3 张含钠溶液,补液量按 80～100ml/(kg·24h)计算,再根据病情调整。明显的代谢性酸中毒可应用碳酸氢钠溶液纠正。注意同时纠正低钾、低钠血症。

(7)机械通气:出现呼吸困难明显,双肺呼吸音减低甚至听不到哮鸣音,意识障碍,血气分析提示明显的低氧血症,二氧化碳分压大于 8.6kPa,应给予气管插管机械通气治疗。

6.缓解期治疗

(1)脱敏疗法:对由明确过敏原引发的哮喘,用标准提取物并在严格监测下进行特异性免疫治疗。

(2)抗炎治疗。①色甘酸钠:气雾剂 1mg/揿,每次 2mg,3～4/d;干粉吸入每粒 20mg,每次 20mg,3～4/d。疗程至少在 1 个月以上。预先吸入 β_2 受体激动药后再吸入该药,可避免偶可发生的诱发和加重咳嗽与喘鸣。②酮替芬：每片 1mg，小于 3 岁每次 0.5mg，大于 3 岁每次 1mg，2/d，疗程超过 2～3 个月。③吸入糖皮质激素：不能起到即刻平喘的作用，一般在使用后 1～2 周才能起效，8～12 周可获得良好改善。在获得最大疗效后逐渐减量，以可控制症状的最小剂量维持治疗。或在急性期规范化治疗的 4 个月后，缓解期长期、规则地以维持量吸入激素，这是治疗气道炎症最有效手段，疗程需两年。

（3）提高机体免疫力：根据免疫功能检查结果，选用增强细胞免疫、体液免疫和非特异性免疫的药物，如转移因子、胸腺素、胎盘肽、左旋咪唑、丙种球蛋白、卡介苗等。

（三）注意事项

用药应注意以下特点：

1.寻找诱因，避免过敏

原大多数哮喘儿童通过试验可以找出过敏原，以便日后生活中尽量避免接触。

2.增强体质，预防用药

哮喘病儿在发作间歇期应进行适度体育锻炼，以提高机体对外界环境变化的适应能力。发病季节前可用些抗过敏药物，如色甘酸钠。

3.合理用药，减少复发

目前尚无药物能根治哮喘发作，但有方法降低机体的过敏状态，用药物缓解支气管痉挛及调整机体抗病能力。降低机体的过敏状态可采用脱敏疗法。即将已知的过敏物制成若干种低浓度溶液，从小剂量开始肌内注射，坚持 2～3 年。缓解支气管痉挛应首选 β 肾上腺素能受体兴奋药，如氨茶碱口服或静脉注射，每次每千克体重 4～6mg，6h 1 次，以保持血中有效浓度。哮喘急性发作控制后，仍应坚持用药。

五、诊治进展

1.遗传因素对哮喘发病的影响

尽管流行病学研究显示越来越多的基因似乎与哮喘发生有关,然而导致基因表达调节障碍的基因变异与功能间关系的机制试验却受到高频发生的自然变异的阻碍。基因和环境间的相互作用又为哮喘表型的确定增添了另外一层复杂性。如何从遗传相关性转移到易感基因或SNPs的蛋白功能学研究是目前的另一大挑战。完成以上工作才可能获得相关知识开发一种新的更为有效的针对哮喘的治疗方案。

2.免疫治疗

辅助性 T 淋巴细胞亚群功能失调,即 Th1/Th2 细胞失衡,在哮喘发生中的作用已越来越为人们所认识,故针对调节 Th1/Th2 细胞间平衡的哮喘免疫治疗已成为研究热点,增强 Th1 细胞免疫的治疗如:卡介苗、DNA 疫苗、Th1 细胞因子等;抑制 Th2 细胞免疫的治疗,如:转录因子 GATA-3、CCR3 拮抗药等方法均取得了一定的进展。

3.抗 IgE 治疗

哮喘患者体内存在特异度 IgE 抗体,对常见的过敏原易产生过敏反应,抗 IgE 治疗是通过阻碍 IgE 与肥大细胞或嗜碱粒细胞的结合而防止炎性递质的释放从而控制哮喘。通过给过敏性哮喘患者静脉注射重组人单克隆抗 IgE 抗体可降低血 IgE 水平,改善哮喘症状,并抑制抗原诱导的哮喘速发及迟发反应。

第三章　循环系统疾病

第一节　先天性心脏病

一、房间隔缺损

房间隔缺损是先天性房间隔发育不全所致,是小儿时期常见的先天性心脏病,占先天性心脏病的 5%～10%。根据胚胎发生,房间隔缺损可分为原发孔型、继发孔型、静脉窦型、冠状静脉窦型,其中继发孔型房间隔缺损最常见,约占房间隔缺损的 75%。

【临床表现】

1.典型表现

症状多取决于房水平分流量的大小,轻者可无症状。心脏杂音常在体检时发现,缺损较大时分流量也大,导致肺充血、体循环血量不足,表现为体形瘦长、面色苍白、乏力、多汗、活动后气促和生长发育迟缓。由于肺循环血流增多而易反复呼吸道感染,严重者早期发生心力衰竭。

2.体征

胸骨左缘第 2～3 肋间可闻及 2～3/6 级喷射性收缩期杂音,多较柔和,一般无震颤。肺动脉瓣区第二心音增强,固定分裂。分流量大时,胸骨左下缘可出现舒张早、中期杂音。

【辅助检查】

1.X 线检查

对分流量较大的房间隔缺损具有诊断价值,心胸比>0.5。肺血增多,肺动脉段突出,主动脉影缩小。X 线透视下可见肺动脉总干及分支随心脏冲动而一明一暗的门舞蹈征。

2.心电图

电轴右偏,不完全右束支传导阻滞,右心房及右心室肥大,原发孔型房间隔缺损可见电轴左偏及左心室肥大。

3.超声心动图

二维超声可显示房间隔缺损位置及大小,结合彩色多普勒超声可以判断分流方向,估测分流量大小和右心室收缩压及肺动脉压力。年龄较大的肥胖者、经胸透声较差者,可选用经食管超声心动图进行诊断。

4.心导管检查

心导管可通过缺损由右心房进入左心房,右心房水平血氧含量较腔静脉血氧高。

【鉴别诊断】

1.室间隔缺损

杂音部位及性质为胸骨左缘第 3~4 肋间闻及 3~4/6 级粗糙全收缩期杂音。彩色多普勒超声心动图可显示室间隔缺损的部位及大小、数目、分流的方向、速度,估测肺动脉压力。

2.动脉导管未闭

杂音部位及性质为胸骨左缘第 2 肋间连续性机械样杂音,粗糙、传导广、伴震颤,周围血管征阳性。超声心动图可显示肺动脉分叉与降主动脉之间异常通道分流。

3.肺动脉瓣狭窄

杂音部位及性质为胸骨左缘第 2 肋间闻及 2~4/6 级收缩期杂音;

向背后传导,肺动脉瓣区第二心音减弱,闻及喀喇音。超声心动图示右心房、右心室内径增宽,肺动脉瓣运动减弱,呈穹窿状向肺动脉突出。可计算出肺动脉瓣跨瓣压差。

【治疗】

1.一般治疗

(1)护理:注意休息,避免剧烈活动。

(2)营养管理:由护士对患者的营养状况进行初始评估,记录在《住院患者评估记录》中,如有营养不良的风险,需在 24h 内请营养科医师会诊。

2.药物治疗

主要针对并发症治疗,如心力衰竭、肺动脉高压、心律失常、肺部感染、感染性心内膜炎等。

3.其他治疗

主要为根治手术,>8mm 的房间隔缺损一般不会自然闭合,凡有临床症状,肺循环血量/体循环血量>1.5∶1,均应外科手术或介入心导管术治疗。手术年龄一般为学龄前期。反复呼吸道感染、发生心力衰竭或合并肺动脉高压者应尽早手术治疗。

二、室间隔缺损

室间隔缺损指室间隔在胚胎期发育不全所致,可单独存在,也合并其他畸形,是小儿最常见的先天性心脏病,约占先天性心脏病的 50%。按其缺损部位可分为膜周部缺损及肌部缺损。

【临床表现】

1.典型表现

临床表现决定于缺损的大小和心室间压力阶差,小型缺损可无症状,生长发育一般不受影响。缺损较大时左向右分流量多,体循环血流量减少,患儿出现生长发育迟缓,体重不增,有消瘦、喂养困难、活动后乏力、气短、多汗、易反复呼吸道感染、充血性心力衰竭等。

2.体征

胸骨左缘第 3～4 肋间 3～4/6 级响亮、粗糙全收缩期吹风样杂音，伴有震颤。肺动脉瓣区第二心音亢进。

【辅助检查】

1.X 线检查

肺血增多，左心室或双心室增大，肺动脉段突出。

2.心电图

小型缺损，心电图可正常或表现为轻度左心室肥大。中型缺损主要为左心室负荷增加表现，以左心室肥厚为主；大型缺损为双心室肥厚或右心室肥厚，症状严重、出现心力衰竭时，可伴有心肌劳损。

3.超声心动图

可解剖定位和测量缺损的大小，二维超声可从多个切面显示缺损直接征象回声中断的部位、时相、数目与大小等。彩色多普勒超声可显示分流束的起源、部位、数目、大小及方向。

4.心导管检查

进一步证实诊断及进行血流动力学检查，评估肺动脉高压程度，计算肺动脉阻力及体肺分流量等。

【鉴别诊断】

1.肺动脉瓣狭窄

杂音部位及性质为胸骨左缘第 2 肋间闻及 2～4/6 级收缩期杂音；向背后传导，肺动脉瓣区第二心音减弱，闻及喀喇音。超声心动图示右心房、右心室内径增宽，肺动脉瓣运动减弱，呈穹状向肺动脉突出。可计算出肺动脉瓣跨瓣压差。

2.房间隔缺损

杂音部位及性质为胸骨左缘第 2 肋间闻及 2～3/6 级收缩期杂音，肺动脉瓣区第二心音增强、固定分裂，X 线透视下可见肺门舞蹈征，主动脉影缩小,右心房、右心室增大。超声心动图可显示房间隔缺损的大小、部位、数量,估测肺动脉压力。

3.动脉导管未闭

杂音部位及性质为胸骨左缘第 2 肋间连续性机械样杂音,粗糙、传导广、伴震颤,周围血管征阳性。超声心动图可显示肺动脉分叉与降主动脉之间异常通道分流。

【治疗】

1.一般治疗

(1)护理:注意休息,避免剧烈活动。

(2)营养管理:由护士对患者的营养状况进行初始评估,记录在《住院患者评估记录》中。有营养不良的风险,需在 24h 内请营养科医师会诊。

2.对症治疗

主要针对并发症,如心力衰竭、肺动脉高压、心律失常、肺部感染、感染性心内膜炎等。

3.根治手术

室间隔缺损有自然闭合的可能,中小型缺损可在门诊随访至学龄前期,有临床症状,如反复呼吸道感染和充血性心力衰竭时进行抗感染、强心、利尿、扩血管等内科处理。大、中型缺损和难以控制的心力衰竭者,肺动脉压力升高超过体循环压力 1/2 或肺循环血量/体循环血量 ＞2∶1,应及时外科手术或介入心导管术治疗。

三、动脉导管未闭

动脉导管未闭是小儿常见的先天性心脏病之一,约占先天性心脏病的 15％。胎儿期动脉导管被动开放是血液循环的重要通道,出生后大约 15h 即发生功能性关闭,80％在生后 3 个月解剖性关闭。绝大多数于 1 年内关闭形成动脉韧带。若持续不闭合,则称动脉导管未闭。

动脉导管未闭一般分为 3 型:即管型、漏斗型、窗型。

【临床表现】

1.典型表现

动脉导管细小者可无症状,导管粗大者可有咳嗽、气急、喂养困难及生长发育迟缓等。

2.体征

胸骨左缘上方有一连续性机械样杂音,粗糙、传导广、伴震颤。婴幼儿期、合并肺动脉高压或心力衰竭常仅有收缩期杂音。由于脉压增大,可出现水冲脉、毛细血管搏动征、股动脉枪击音等周围血管征阳性。

【辅助检查】

1.X 线检查

肺血增多,左心室或左、右心室增大,肺动脉段突出,主动脉结正常或凸出。

2.心电图

正常或左心室肥厚,大分流量双心室肥厚,严重者仅见右心室肥厚。

3.超声心动图

二维超声心动图可直接探查到未闭的动脉导管。脉冲多普勒在肺总动脉分叉处取样可见连续性湍流频谱,彩色多普勒超声在肺总动脉内可见从降主动脉分流而来的五彩镶嵌的分流束。

4.心导管检查

心导管可从肺动脉通过未闭动脉导管进入降主动脉。肺动脉血氧含量较右心室高。

【鉴别诊断】

1.室间隔缺损

杂音部位及性质为胸骨左缘第 3～4 肋间闻及 3～4/6 级粗糙、全收缩期杂音。彩色多普勒超声心动图可显示室间隔缺损的部位、大小、数目、分流的方向及速度,估测肺动脉压力。

2.房间隔缺损

杂音部位及性质为胸骨左缘第 2 肋间闻及 2～3/6 级收缩期杂音,肺动脉瓣区第二心音增强、固定分裂,X 线胸片可见肺门舞蹈征,主动脉影缩小,右心房、右心室增大。超声心动图可显示房间隔缺损的大小、部位、数量,估测肺动脉压力。

3.肺动脉瓣狭窄

杂音部位及性质为胸骨左缘第 2 肋间闻及 2～4/6 级收缩期杂音,向背后传导,肺动脉瓣区第二心音减弱,闻及喀喇音。超声心动图示右心房、右心室内径增宽,肺动脉瓣运动减弱,呈穹状向肺动脉突出。可计算出肺动脉瓣跨瓣压差。

【治疗】

1.一般治疗

(1)护理:注意休息,避免剧烈活动。

(2)营养管理:由护士对患者的营养状况进行初始评估,记录在《住院患者评估记录》中。有营养不良的风险者,需在 24h 内请营养科医师会诊。

2.对症治疗

主要针对合并症,如心力衰竭、肺动脉高压、心律失常、肺部感染等。

3.根治手术

为了防止心内膜炎,有效治疗和控制心功能不全和肺动脉高压,不同年龄、不同大小动脉导管均应及时外科手术或介入心导管术治疗。早产儿动脉导管未闭处理视分流量大小、呼吸窘迫综合征情况而定。症状明显者,需抗心力衰竭治疗,出生后 1 周内可使用吲哚美辛或布洛芬治疗促进动脉导管关闭,但仍有 10% 患者需要外科或介入手术治疗。对有些依赖动脉导管开放的复杂型先天性心脏病患儿,应用前列腺素

E_2 维持动脉导管开放。

四、肺动脉瓣狭窄

肺动脉瓣狭窄是常见的先天性心脏病之一，单纯肺动脉瓣狭窄发病率占先天性心脏病的 10％左右。约 20％先天性心脏病合并肺动脉瓣狭窄。肺动脉瓣狭窄可分为两种类型：典型肺动脉瓣狭窄及发育不良型肺动脉瓣狭窄。

【临床表现】

1.症状

与瓣口狭窄的程度成正比。一般早期无症状，随年龄增长可出现易疲劳、胸闷，劳累后心悸、气促等症状。狭窄重者可出现发绀。晚期常见右心衰竭症状，如颈静脉充盈、水肿和发绀等。

2.体征

肺动脉瓣区扪及明显的收缩期震颤，肺动脉瓣区有喷射性收缩期杂音，向颈部传导。轻、中度瓣膜型狭窄可听到收缩早期喷射音（喀喇音），肺动脉瓣第二心音减弱或消失。可有右心衰竭的表现，如颈静脉怒张、肝大、下肢水肿等。

【辅助检查】

1.X 线检查

轻度狭窄者心影及肺血管正常，中至重度狭窄者肺纹理减少，肺野清晰，可有肺动脉段狭窄后扩张，使肺动脉总干膨出，常伴心脏扩大，以右心室为主。

2.心电图检查

轻度狭窄者，心电图在正常范围；中至重度狭窄者，可显示右心室肥大、电轴右偏及不完全性右束支传导阻滞；狭窄严重者可出现 T 波倒置、ST 段压低。

3.超声心动图

二维超声心动图可显示肺动脉瓣厚度、收缩时的开启情况及狭窄后扩张,多普勒超声可检查心房水平有无分流,可以估测肺动脉瓣狭窄的严重程度。

4.心导管检查

右心室压力明显增高,可与体循环压力相等,而肺动脉压力明显降低,心导管从肺动脉向右心室退出时连续曲线显示无过渡区的压力阶差。

5.心血管造影

右心室造影可见明显的"射流征",同时显示肺动脉瓣叶增厚和(或)发育不良及肺动脉干的狭窄后扩张。

【鉴别诊断】

1.室间隔缺损

杂音部位及性质为胸骨左缘第3、4肋间闻及3～4/6级粗糙、全收缩期杂音。彩色多普勒超声心动图可显示室间隔缺损的部位、大小、数目、分流的方向及速度,估测肺动脉压力。

2.房间隔缺损

杂音部位及性质为胸骨左缘第2肋间闻及2～3/6级收缩期杂音,肺动脉瓣区第二心音增强、固定分裂,X线胸片可见肺门舞蹈征,主动脉影缩小,右心房、右心室增大。超声心动图可显示房间隔缺损的大小、部位、数量,估测肺动脉压力。

3.动脉导管未闭

杂音部位及性质为胸骨左缘第2肋间闻及连续性机械样杂音,粗糙、传导广、伴震颤,周围血管征阳性。超声心动图可显示肺动脉分叉与降主动脉之间异常通道分流。

【治疗】

1.一般治疗

(1)护理:注意休息,避免剧烈活动。

(2)营养管理:由护士对患者的营养状况进行初始评估,记录在《住院患者评估记录》中。有营养不良的风险者,需在24h内请营养科医师会诊。

2.对症治疗

主要针对合并症,如心力衰竭、缺氧发作、心律失常、感染性心内膜炎等,

3.根治手术

右心室与肺动脉间收缩压力阶差>50mmHg或右心室收缩压>100mmHg均需手术治疗,首选经皮球囊肺动脉瓣扩张术治疗,对合并漏斗部狭窄的中、重度狭窄,宜行外科手术治疗。

第二节　感染性心内膜炎

一、疾病概述

感染性心内膜炎是指病原体侵入血流,引起心内膜及人动脉内膜炎症病变。病原多为细菌,尚可有真菌、立克次体、病毒等。一般按其发病、病程及临床表现分为亚急性和急性。近年来由于抗生素的广泛应用,临床急性与亚急性难以截然划分,故统称感染性心内膜炎。

二、临床特点

1.症状与体征

大多数患者有器质性心脏病,部分病人发病前有龋齿、扁桃体炎、静脉插管、介入治疗或心内手术史,临床症状可归纳为3方面:①全身

感染症状；②心脏症状；③栓塞及血管症状。但同时具有以上三方面症状的典型患者不多，尤其2岁以下婴儿往往以全身感染症状为主，仅少数患儿有栓塞症状和(或)心脏杂音。本病起病缓慢，症状多种多样。

感染症状：发热是最常见的症状，几乎所有的病例都有过不同程度的发热，热型不规则，热程较长，个别病例无发热，此外患者有疲乏、盗汗、食欲减退、体重减轻、关节痛、皮肤苍白等表现，病情进展较慢。

心脏方面的症状：原有的心脏杂音可因心脏瓣膜的赘生物而发生改变，出现粗糙、响亮、呈海鸥鸣样或音乐样的杂音。原无心脏杂音者可出现音乐样杂音，约一半患儿由于心瓣膜病变、中毒性心肌炎等导致充血性心力衰竭，出现心音低钝、奔马律等。

栓塞症状：视栓塞部位的不同而出现不同的临床表现，一般发生于病程后期，但约1/3的患者为首发症状，皮肤栓塞可见散在的小瘀点，指(趾)的腹面可触到隆起的紫红色的小结节，略有触痛，此即欧氏小结。内脏栓塞可出现脾大、腹痛、血尿、便血，有时脾大很显著；肺栓塞可出现胸痛、咳嗽、咯血、肺部啰音等；脑动脉栓塞则有头痛、呕吐、偏瘫、失语、抽搐甚至昏迷等。病程久者可见杵状指、趾，但无发绀。

2.症状加重及缓解因素

加重因素：感染。

缓解因素：注意卫生，及时清除感染病灶。

3.并发症

毒力较强的病原体如金黄色葡萄球菌感染，起病多急骤，有寒战、高热、盗汗及虚弱等全身症状，以脓毒败血症为主。肝、肾、脾、脑深部软组织可发生脓肿，或并发肺炎、心包炎、脑膜炎、腹膜炎及骨髓炎等。栓塞现象较多见。病情进展急剧，可在数天或数周危及生命。如早期抢救，可在数周内恢复健康。心瓣膜损伤严重者，恢复后可遗留慢性心脏瓣膜病。

三、规范诊断

1.诊断标准

(1)临床指标

主要指标。①血培养阳性:分别2次血培养有相同的感染性心内膜炎常见的微生物(如草绿色链球菌、金黄色葡萄球菌、肠球菌等)。②心内膜受累证据:应用超声心动图检查心内膜受累证据,有以下超声心动图征象之一:附着于瓣膜或瓣膜装置,或心脏、大血管内膜,或置入人工材料上的赘生物;心内脓肿;瓣膜穿孔,人工瓣膜或缺损补片有新的部分裂开。③血管征象:重要动脉栓塞,脓毒性肺梗死或感染性动脉瘤。

次要指标。①易感染条件:基础心脏疾病,心脏手术,心导管术或中心静脉内插管。②较长时间的发热(≥38℃),伴贫血。③原有心脏杂音加重出现新的反流杂音或心功能不全。④血管征象:瘀斑,脾大,颅内出血,结膜出血,镜下血尿或Janeway斑(手掌和足底直径1～4mm的出血红斑)。⑤免疫学征象:肾小球肾炎,奥斯勒(Osler)结(指和趾垫豌豆大的红或紫色痛性结节)、Roth斑(视网膜的卵圆形出血斑块伴中心呈白色),或类风湿因子阳性。⑥微生物学证据:血培养阳性,但未符合主要指标中的要求。

(2)病理学指标

①赘生物(包括已形成的栓塞)或心内脓肿经培养或镜检发现微生物。

②存在赘生物或心内脓肿,并经病理检查证实伴活动性心内膜炎。

2.诊断依据

(1)具备以下①～⑤项任何之一者可诊断。

①临床主要指标2项。

②临床主要指标1项和次要指标3项。

③心内膜受累证据和次要指标 2 项。

④临床次要指标 5 项。

⑤病理学指标 1 项。

(2)有以下情况时可排除感染性心内膜炎诊断:有明确的其他诊断解释临床表现,经抗生素治疗≤4d 临床表现消除,抗生素治疗≤4d,手术或尸检无感染性心内膜炎的病理依据。

(3)临床考虑感染性心内膜炎,但不具备确诊依据时仍应进行治疗,根据临床观察及进一步的检查结果确诊或排除该诊断。

3.疗效判定

痊愈:体温正常,心脏检查无新杂音出现,皮肤无瘀斑,脾无肿大。血尿常规检查、CRP、血沉均正常,血培养阴性。好转:体温正常,血常规检查白细胞仍轻度增高,CRP 及血沉轻度增高,血培养阴性。无效:体温无下降,患儿可有心力衰竭表现,皮肤仍有瘀斑出现,外周血白细胞、CRP、血沉均无下降。

四、医嘱处理

(一)接诊检查

1.血常规

有进行性贫血及白细胞增高,且以中性粒细胞为主,血沉增快。血清球蛋白增高,甚至清蛋白与球蛋白比例倒置。部分病例类风湿因子阳性。可有蛋白尿及镜下血尿。

2.血培养

往往是确诊的关键,早期 1～2d 内多次血培养的阳性率较分散在数日内做培养为高。

3.超声心动图

应用二维超声心动图可探查赘生物的大小及有关瓣膜功能的动态变化,后者还有助于疗效的判断。

（二）规范处理

1.一般治疗

卧床休息，加强营养，维持水、电解质平衡，必要时应少量多次输血以增强机体抵抗力。

2.抗感染治疗

选用敏感、有效抗生素，坚持足量、足疗程治疗，最好选用药物敏感试验阳性的两种抗生素，疗程至少 4～6 周。

（1）绿色链球菌：可用青霉素 20 万～30 万 U/(kg·d)，每 4h 1 次静脉滴注，总量<2000 万 U/d＋庆大霉素 3～6mg/(kg·d)。肌内注射 2～4 周，总量<80mg/d。

（2）肠球菌：可用头孢唑林 50～100mg/(kg·d)，每 8h 1 次静脉滴注。

（3）革兰阴性杆菌：头孢呋辛（西力欣）70～150mg/(kg·d)，每 8h 1 次静脉滴注。

（4）金黄色葡萄球菌：苯唑西林 200mg/(kg·d)，每 4h 1 次静脉滴注，总量<12g/d＋庆大霉素 3.6mg/(kg·d)，每 8h 1 次静脉滴注；或者用头孢唑林 50～100mg/(kg·d)，每 8h 1 次静脉滴注；或万古霉素 40～60mg/(kg·d)，每 8～12h 静脉滴注，总量<2g/d＋庆大霉素（同上）。

（5）铜绿假单胞菌：头孢拉定 100～150mg/(kg·d)，每 8～12h 静脉滴注。

（6）真菌感染：两性霉素 B，开始用量 0.1mg/(kg·d)，静脉滴注逐渐增加量至 1mg/(kg·d)，此药需用 5％葡萄糖稀释至 0.1mg/ml，滴注时间不小于 6h（缓慢滴注，宜避光），疗程一般需 3 个月，本药副作用大，同时可加入氢化可的松 25mg 静脉滴注以减轻药物不良反应。注意测定尿素氮和血钾氟胞嘧啶可与两性霉素 B 合用以加强疗效，50～150mg/(kg·d)缓慢静脉点滴，或用 1％溶液 250～500ml，8h 滴完。

3.对症治疗

(1)并发心力衰竭者应用地高辛、利尿药或血管扩张药。限制液体入量,吸氧等。

(2)并发心律失常者应用抗心律失常药物。

4.外科手术治疗

对内科疗法不能控制的心力衰竭,反复发生的严重或多发性栓塞,巨大赘生物(直径1cm以上)时,应考虑进行外科手术治疗,如同时存在先天性心脏病者,如动脉导管未闭、室间隔缺损等,应进行导管结扎及缺损修补术。

手术指征:①瓣膜功能不全引起中、重度心力衰竭。②经最佳抗生素治疗无效。③赘生物阻塞瓣口。④反复发生栓塞。⑤真菌感染。

(三)注意事项

有心瓣膜病或心血管畸形及人造瓣膜的患者应增强体质,注意卫生,及时清除感染病灶。在做牙科和上呼吸道手术或机械操作,低位胃肠道、胆囊、泌尿生殖道的手术或操作,以及涉及感染性的其他外科手术,都应预防性应用抗生素。

五、诊治进展

近年来感染性心内膜炎(IE)诸多临床特点的变化和诊疗技术的发展,使教科书上的内容和传统的观点显得明显落伍了。近年来国内IE的变化趋势表现在多个方面:①以往认为IE绝大多数发生于风湿性心脏病,但近年来先天性心脏病、无器质性心脏病所占比例明显上升,心肌病等其他心脏病合并IE的病例也并不少见。②以往瘀点、脾大、栓塞、杵状指等体征很常见,接近甚至超过50%,但近来所谓的"典型"病例已大为减少。③IE的病原微生物变化显著,以往以草绿色链球菌为主,然而近年来已降为第二位,金黄色葡萄球菌则显著增加,跃居首位。④血培养以往是诊断IE的主要依据,但近年来其阳性率大大下降。

⑤随着超声技术的发展和广泛应用,赘生物的检出率显著提高,已显示出超声心动图检查对 IE 的早期诊断所具有的重要价值。⑥合理使用抗生素,适应证的选择及早期手术对提高疗效,降低病死率,提高生活质量,起到了关键性的作用。

第三节 病毒性心肌炎

病毒性心肌炎是指病毒侵犯心脏,以心肌炎性病变为主要表现的疾病,有时病变可累及心包或心内膜。

一、病因

引起儿童心肌炎常见的病毒有柯萨奇病毒(B 组和 A 组)、艾柯(ECHO)病毒、脊髓灰质炎病毒、腺病毒、流感病毒、副流感病毒、麻疹病毒、流行性腮腺炎病毒、传染性肝炎病毒等,新生儿期柯萨奇病毒 B 组感染可导致群体流行,病死率高。

二、临床表现

1.症状

表现轻重不一,取决于年龄与感染的急性或慢性过程,预后大多良好。大多数患儿有发热、咽痛、咳嗽等上呼吸道病毒感染或腹痛、腹泻等消化道病毒感染等前驱症状。心脏受累轻者可无症状或有胸闷、胸痛、心悸、乏力、活动受限等症状,少数重症可发生心力衰竭并严重心律失常、心源性休克、猝死。新生儿患病病情进展快,常见高热、反应低下、呼吸困难、发绀,常有神经、肝和肺的并发症。

2.体征

心脏有轻度扩大,伴心动过速,偶有心动过缓、心律失常、心音低钝及奔马律。有心包炎者可闻及心包摩擦音。重症病例反复心力衰竭者,心脏明显扩大,肺部出现湿啰音及肝、脾大,呼吸急促和发绀,重症患者可突然发生心源性休克、脉搏细弱、血压下降。

三、辅助检查

1.X 线检查

心影大小正常或增大,严重者有肺淤血或水肿,少数可伴有心包积液。

2.心电图

可见严重心律失常,包括各种期前收缩、室上性心动过速和室性心动过速、心房颤动和心室颤动,二度和三度房室传导阻滞。心肌明显受累时可见 T 波降低、ST 段改变等。心电图缺乏特异性,应动态观察。

3.超声心动图

轻者无改变。重者可有心房、心室扩大,以左心室扩大为主,或有心包积液、胸腔积液,心力衰竭者心脏收缩功能减退。

4.实验室检查

白细胞计数增高,红细胞沉降率增快,谷草转氨酶、乳酸脱氢酶、磷酸激酶及其同工酶活性增高,肌钙蛋白阳性。

5.病原学检查

以咽拭子、粪便、尿液、血液、心包液进行病毒分离,或者在恢复期做血清补体结合试验、中和试验,可有特异性病毒抗体明显升高。

四、诊断标准

根据 1999 年中华医学会儿科学分会心血管学组修订后的小儿病毒性心肌炎诊断标准。

1.临床诊断依据

(1)心功能不全、心源性休克或心脑综合征。

(2)心脏扩大(X 线、超声心动图检查具有表现之一)。

（3）心电图改变：以 R 波为主的 2 个或 2 个以上主要导联（Ⅰ、Ⅱ、aVF、V5）的 ST-T 改变持续 4d 以上伴动态变化,窦房传导阻滞、房室传导阻滞,完全性右（或左）束支阻滞,成联律、多形、多源、成对或并行性期前收缩,非房室结及房室折返引起的异位性心动过速,低电压（新生儿除外）及异常 Q 波。

（4）肌酸激酶同工酶（CK-MB）升高或心肌肌钙蛋白（cTnl 或 cTnT）阳性。

2.病原学诊断标准

（1）确诊指标：自患儿心内膜、心肌、心包（活检、病理）或心包穿刺液检查,发现以下之一者可确诊心肌炎由病毒引起。①分离到病毒；②用病毒核酸探针查到病毒核酸；③特异性病毒抗体阳性。

（2）参考依据：有以下之一者结合临床表现可考虑心肌炎系病毒引起。①自患儿粪便、咽拭子或血液中分离到病毒,且恢复期血清同型抗体滴度较第 1 份血清升高或降低 4 倍以上；②病毒感染早期患儿血中特异性 IgM 抗体阳性；③用病毒核酸探针自患儿血中查到病毒核酸。

3.确诊依据

（1）具备临床诊断依据 2 项,可临床诊断为病毒性心肌炎。发病同时或发病前 1～3 周有病毒感染的证据支持诊断者。

（2）同时具备病原学确诊依据之一者,可确诊为病毒性心肌炎；具备病原学参考证据之一者,可临床诊断为病毒性心肌炎。

（3）凡不具备诊断依据,应给予必要的治疗或确诊,根据病情变化,确诊或除外心肌炎。

（4）应除外风湿性心肌炎、中毒性心肌炎、先天性心脏病、结缔组织病以及代谢性疾病的心肌损害、甲状腺功能亢进症、原发性心脏病、原发性心内膜弹性纤维增生症、先天性房室传导阻滞、心脏自主神经功能异常、β 受体功能亢进症及药物引起的心电图改变。

4.分期

(1)急性期:新发病,症状及检查阳性发生明显且多变,一般病程在6个月以内。

(2)迁延期:临床症状反复出现,客观检查指标迁延不愈,病程多在6个月以上。

(3)慢性期:进行性心脏增大,反复心力衰竭或心律失常,病情时轻时重,病程在1年以上。

五、鉴别诊断

1.风湿性心肌炎

多见于5岁以后学龄前和学龄期儿童,有前驱感染史,除心肌损害外,病变常累及心包和心内膜,临床有发热、大关节肿痛、环形红斑和皮下小结,体检心脏增大,窦性心动过速,心尖二尖瓣区可听到收缩期反流性杂音,偶可听到心包摩擦音。抗链球菌溶血素O(ASO)增高,咽拭子培养A族链球菌生长,红细胞沉降率增快,心电图可出现一度房室传导阻滞。

2.β受体功能亢进症

β肾上腺素能受体的反应性增高所引起的交感神经活动亢进的一系列临床表现及心电图非特异性ST-T改变。多见于6～14岁学龄女童,疾病的发作和加重常与情绪变化(如生气)和精神紧张(如考试前)有关,症状多样性,但都类似于交感神经兴奋性增高的表现。体检心音增强,心电图有T波低平倒置和ST-T改变,普萘洛尔试验阳性。

3.先天性房室传导阻滞

多为三度房室传导阻滞,患儿病史中可有晕厥和阿-斯综合征发作,但多数患儿耐受性好,一般无胸闷、心悸、面色苍白等。心电图提示三度房室传导阻滞,QRS波窄,房室传导阻滞无动态变化。出生史及既往史有助于诊断。

4.自身免疫性疾病

多见全身性幼年型类风湿关节炎和系统性红斑狼疮。全身性幼年型类风湿关节炎主要临床特点为发热、关节疼痛、淋巴结、肝脾大、充血性皮疹、红细胞沉降率增快、C反应蛋白增高、白细胞计数增多、贫血及相关脏器的损害。累及心脏可有心肌酶谱增高,心电图异常。对抗生素治疗无效而对激素和阿司匹林等药物治疗有效。系统性红斑狼疮多见于学龄女童,可有发热,皮疹,血白细胞、红细胞和血小板计数减低,血中可查找到狼疮细胞,抗核抗体阳性。

5.川崎病

多见于2～5岁幼儿,发热,眼球结膜充血,口腔黏膜弥散性充血,口唇皲裂,杨梅舌,浅表淋巴结肿大,四肢末端硬性水肿,超声心动图示冠状动脉多有病变。需要注意的是,重症川崎病并发冠状动脉损害严重时,可出现冠状动脉栓塞、心肌缺血,心电图可出现异常 Q 波,此时应根据临床病情和超声心动图进行鉴别诊断。

六、治疗

1.一般治疗

(1)休息:急性期应卧床休息,一般 3～4 周,如心脏增大及心力衰竭者应休息 3～6 个月,随后逐渐恢复正常活动,病重者给予心电监护、吸氧。

(2)营养管理:清淡饮食。

2.对症治疗

防治诱因,控制继发细菌感染,控制心力衰竭,纠正心律失常,抢救心源性休克。

3.药物治疗

(1)抗病毒治疗:可选用利巴韦林、更昔洛韦和干扰素、中药黄芪颗粒等抗病毒治疗,但疗效不确切。

（2）改善心肌代谢，增进心肌营养：维生素 C100～200mg/（kg·d），稀释成 10%～12.5%溶液，静脉注射，每日 1 次，疗程为 15～30d。1,6二果糖二磷酸 100～250mg/（kg·d），静脉滴注，疗程为 10～14d。泛癸利酮 10～30mg/d，分次服用，疗程为 1～3 个月。亦可用磷酸肌酸营养心肌。

（3）使用静脉丙种球蛋白 2g/kg，于 2～3d 分次静脉滴注，减轻心肌细胞损害，同时增加心肌细胞收缩功能。

（4）糖皮质激素：通常不用，对重症合并心源性休克及严重心律失常（三度房室传导阻滞、室性心动过速）患儿，应早期、足量应用。糖皮质激素可选用泼尼松或泼尼松龙，开始用量为 2mg/（kg·d），分 3 次口服，持续 1～2 周逐渐减量，至 8 周左右减量至 0.3mg/（kg·d），并维持此量至第 16～20 周，然后逐渐减量至第 24 周停药。根据患儿情况，疗程可相应缩短或延长。危重病例可采用冲击治疗，用甲泼尼龙 10mg/（kg·d），2h 静脉输入，连续用 3d，然后逐渐减量或改口服，减量的方法及疗程同上。

七、并发症及处理

1.心源性休克

地塞米松，每次 0.5～1.0mg/kg，静脉注射。大剂量维生素 C，每次 2～5g，静脉注射，每 2～6 小时 1 次，病情好转后改为每日 1～2 次。补液、纠正酸中毒。血压仍不升高或升高不满意者，应使用升压药维持血压。使用洋地黄类药物改善泵功能。

2.心力衰竭

基本药物为洋地黄及利尿药，但患者对洋地黄的敏感性增高，易发生洋地黄中毒（常表现为心律失常），故心肌炎患者只用常规剂量的 2/3。使用利尿药时，应注意补钾。必要时联合使用排钾和保钾性利尿药。

3.缓慢性心律失常

严重窦性心动过缓和高度房室传导阻滞者应及时给予大剂量糖皮质激素，静脉滴注异丙肾上腺素、阿托品或山莨菪碱、大剂量维生素 C，多数患者在 4 周内恢复窦性心律和正常传导。必要时安装临时或永久心脏起搏器。

4.快速性心律失常

β受体阻滞药和胺碘酮是首选的治疗药物。控制心房颤动心室率可选用β受体阻滞药、洋地黄、地尔硫草或维拉帕米。若治疗室上性或室性心动过速，可使用胺碘酮。必要时行电复律治疗。严重危及生命的快速性心律失常，可给予糖皮质激素治疗。必要时置入体、内自动除颤器。

八、特殊危重指征

1.休克，精神、反应差。

2.气促、心率增快、肝大、水肿、面色苍白等心力衰竭表现。

3.室上性或室性心动过速，药物控制不理想。

4.严重窦性心动过缓和高度房室传导阻滞、晕厥等。

第四节　急性心包炎

一、疾病概述

急性心包炎大致分为感染性与非感染性两类，且常为全身疾病的一部分。在新生儿期主要原发于败血症，在婴幼儿期多并发于肺炎、败血症，4～5 岁以上儿童多数为风湿热结核病、化脓性或病毒性感染；有时并发于类风湿病或其他结缔组织病，也偶见于尿毒症或局部创伤等。由于急性心包炎常是全身性疾病的一部分，或邻近组织病变的扩展，临床往往以原发病的表现为主,有时甚至可掩盖心包炎的所见,导致漏诊。

二、临床特点

1.症状与体征

(1)心前区刺痛或压迫感:可随深吸气及仰位而加重,疼痛的性质及程度可有很大差别。

(2)呼吸困难:多数患儿所谓呼吸困难往往是为了减轻疼痛而采取表浅的快速呼吸。只有大量积液由于压迫肺组织才产生真正的呼吸困难。

(3)心包摩擦音:以胸骨左缘下端最明显,特点为声音粗糙,似在耳边摩擦皮革,和心音一致而与呼吸节律无关。摩擦音来去不定,且常出现于疾病早期,当心包积液增多时往往消失。

(4)颈静脉怒张及奇脉:心包积液较多,特别在发生迅速者,患儿常有呼吸困难、心动过速,烦躁,常采取坐位。依据对心脏压迫程度,脉搏可正常、微弱或为奇脉,以及颈静脉正常或怒张。

(5)心界扩大:向左右两侧扩大并随体位变动而改变,坐位时下界增宽,卧位时心底部增宽。心尖冲动不清楚,心音遥远。

(6)Ewart征阳性:大量积液压迫肺及支气管,可在左肩胛角下出现浊音及支气管呼吸音,即 Ewart 征阳性。

2.症状加重及缓解因素

加重因素:活动可以引起症状的加重。

缓解因素:预防感染病毒、细菌,保持身心健康,避免过重,绝对卧床。

3.并发症

本病常并发心肌炎和心内膜炎。部分可遗留心肌损害和发展成缩窄性心包炎。

三、规范诊断

1.诊断标准

病因诊断：①结核性心包炎：起病慢，有结核中毒症状，如午后发热、盗汗等，血沉快，结核菌素试验强阳性，心包抽液查结核杆菌阳性率40％左右，心包外（例如肺部）可能有结核病灶。②急性非特异性心包炎：前胸痛较突出，病前常有上呼吸道感染，体温可达39℃以上，除外结核性。③化脓性心包炎：心包抽液呈脓性即可确诊。④风湿性与其他风湿性疾病所致的心包炎：一般有原发病的临床特征。

电诊断心电图检查：由于心包渗液可产生 QRS 低电压，心外膜下心肌损伤可引起 ST 段及 T 波改变。病初可见除 aVR、V，导联 ST 段下降外，其余各导联 ST 段均呈弓背向下型的上升，持续数日 ST 段恢复到基线，T 波呈普遍低平，继之由平坦变为倒置，可持续数周或更久。

影像诊断超声心动图检查：积液少时即可在左室后壁和心包间出现液性暗区，积液增多在右心室前壁心外膜前方也出现液性暗区。并可估测积液量及帮助心包穿刺的定位。

2.疗效判定

痊愈：症状、病理体征消失，X 线、心电图和（或）超声检查恢复正常或大致正常；好转：症状、病理体征好转，X 线和（或）心电图、超声心动图改善；未愈：症状无好转，心脏压塞体征加重。

四、医嘱处理

（一）接诊检查

1.实验室检查

化脓性心包炎有白细胞计数及中性粒细胞增多。血清谷草转氨酶，乳酸脱氢酶测定正常或稍高。血沉增快。

2.X 线检查

当心包腔内有 150～200ml 以上的积液,X 线可见心影增大,渗液更多时,心影可呈烧瓶形,心脏各弓消失,卧位心底增宽,上腔静脉明显扩张,右侧心膈角锐利,肺野清晰,无肺淤血征象。

3.心电图

急性心包炎开始时 I、IV、aVL、aVF 和 V_2～V_6 导联 ST 段呈凹面向上的抬高,aVR 导联则压低,此改变可持续数日;继之 ST 段回到基线,T 波开始变平坦;而后在原有导联出现对称性 T 波倒置,程度可轻可重;至恢复阶段,T 波可正常,但时间可迁延很久,无异常 Q 波,大量心包积液者,肢体导联 QRS 波群可见低电压。

4.超声波检查

可发现少于 100ml 的心包积液,大量心包积液时,可见室间隔矛盾运动。Doppler 超声可以发现心室舒张充盈受阻的血动力学证据。

5.心包穿刺检查

可作为证实诊断或抽出渗液治疗手段。可采用胸骨左旁途径或斜突下左肋缘途径。穿刺抽出液体需进行细菌学检查,必要时可在心包腔内注入 100～200ml CO_2,立即进行 X 线检查,了解心包腔大小和厚度,有无块物突入心包腔。

6.周围静脉压测定

心脏压塞患儿,周围静脉压明显增高达 15～40cmH_2O。

(二)规范处理

1.一般治疗

急性期应卧床休息,呼吸困难者取半卧位,吸氧,胸痛明显者可给予镇痛药,必要时可使用可待因或哌替啶;加强支持疗法。

2.病因治疗

(1)急性心脓性心包炎:针对病原菌选择有效抗生素,足量、足疗程、联合用药。疗程应在感染被控制后维持 2 周,如果治疗仍不彻底,应尽早施行心包切开引流术,可以提高治愈率,减少心包缩窄的发生。

(2)结核性心包炎:尽早进行抗结核治疗,疗程18～24个月,皮质类固醇可同时使用6～8周。内科治疗无效者应考虑心包手术。

(3)非特异性心包炎:对症治疗多能自行痊愈,皮质类固醇能有效控制急性期症状,反复发作者,可考虑心包手术。

(4)风湿性心包炎:抗风湿治疗后,往往心包炎自行消退,不遗留缩窄,无需心包穿刺或手术治疗。

3.解除心脏压塞

大量渗液或有心脏压塞症状者,可施行心包穿刺术抽液减压。穿刺前应先作超声检查,了解进针途径及刺入心包处的积液层厚度,穿刺部位有:①常于左第5肋间,心浊音界内侧1～2cm处(或在尖搏动以外1～2cm处进针)穿刺针应向内、向后推进,指向脊柱,病人取坐位;②或于胸骨剑突与左肋缘形成的角度处刺入,针尖向上、略向后,紧贴胸骨后推进,病人取半坐位;③对疑有右侧或后侧包裹性积液者,可考虑选用右第4肋间胸骨缘处垂直刺入或手右背部第7或8肋间肩胛中线处穿刺,为避免刺入心肌,穿刺时可将心电图机的胸前导联连接在穿刺针上。在心电图示波器及心脏B超监测下穿刺,如针尖触及心室肌则ST段抬高但必须严密检查绝缘是否可靠,以免病人触电,另有使用"有孔超声探头",穿刺钊经由探头孔刺入,在超声波监测下进行穿刺,可观察穿刺针尖在积液腔中的位置以及移动情况,使用完全可靠。

(三)注意事项

积极治疗原发病,如结核病、风湿热、败血症等,以防止本病的发生。加强锻炼,提高机体抵抗力。慎起居,节饮食,调理情志。

五、诊治进展

1.治疗原则

急性心包炎患者均应卧床休息,加强营养,维持水分及电解质平衡,使用镇痛药,一般无需使用强心药或利尿药。为了排除化脓性心包炎和肿瘤性心包炎,常须作心包穿刺抽取心包液作细菌学、细胞学及生物化学检查等。如出现心脏压塞的征象(表 3-1),应立即进行心包穿刺并留置导管引流。心包穿刺是否成功虽与施术者的经验和技术水平有关,但在很大程度上取决于心包积液量的多少。右室前壁液性暗区＞10mm 者穿刺成功率为 93％,若仅左室后壁有小量渗液,穿刺成功率为58％。心包积液量较少为了诊断而进行心包穿刺时应在心电图或超声心动图指引下,以策安全。心脏压塞患者抽液 100～200ml,即可明显减轻呼吸困难和改善血流动力学变化。第 1 次抽液一般不宜超过1000ml,以免发生急性右室扩张等并发症。

表 3-1　心脏压塞的诊断步骤

1.临床表现:颈静脉怒张,Kussmaul 征阳性,收缩压降低、脉搏压变窄,奇脉,心动过速,呼吸困难,呼吸加快,心尖冲动明显位于心浊音界内,心音减弱,肺部听诊阴性

2.胸部 X 线检查:心影增大,肺野清晰,透视下可见心尖冲动位于心影以内

3.心电图:可能正常或非特异性 ST-T 改变,电交替,终末阶段可出现心动过缓,电-机械分离

4.超声心动图:除心腔大量液体征象外,可见心脏受压、回心血量减少的表现:①三尖瓣、二尖瓣 DE 幅度下降,EF 斜率减慢;②右室前壁舒张期向后塌陷和移位,右房也呈塌陷、缩小;③左右心室呼吸时相变化显著:吸气时三尖瓣血流量增多,二尖瓣流量减少,呼气时相反

2.病因治疗

(1)特发性心包炎:无特异治疗措施,有人试用免疫球蛋白、干扰素,疗效尚不肯定。个别患者胸痛剧烈,需使用麻醉性镇痛药。但应避免多次使用,以免成瘾。一般采用非甾体抗炎药(NSAIDs),如布洛芬300～800mg,每 6～8h 1 次,吲哚美辛(消炎痛)50mg,每 6～8h 1 次;也可单用秋水仙碱 0.5mg,每日 2 次,或秋水仙碱与 NSAIDs 合用。据报

道秋水仙碱有预防复发的作用。对症状十分严重、NSAIDs无效或反复发作的病例可使用类固醇激素,开始用60mg/d,1周后逐渐减量。长时间使用类固醇激素减量后可加用布洛芬或秋水仙碱。秋水仙碱比NSAIDs更易耐受,但孕妇慎用。值得提出的是,中年以上的特发性心包炎有时被误诊为急性心梗。甚至误用了链激酶而引起心包内出血。根据胸膜性胸痛的特点和心电图改变不难将特发性心包炎与急性心梗区别开来。另外,特发性心包炎的心包摩擦音与胸痛同时出现,而急性心梗并发心包炎的心包摩擦音至少在胸痛发作24h后方出现。

(2)结核性心包炎:对确诊病例应立即开始抗结核药物治疗,目前主张三联甚至四联治疗。国内常用三联治疗的药物为异烟肼300mg/d 1次服用;利福平450mg/d(体重<50kg)或600mg/d(体重>50kg)1次服用;乙胺丁醇750~1000mg/d 1次服用。乙胺丁醇可引起视神经炎,使用前应检查视力及视野。服用过程中如出现视力改变应停药去眼科检查。上述药物至少服用9~12个月。住院过程也可用异烟肼、利福平和链霉素(0.75g/d)三联治疗,出院后链霉素可换用乙胺丁醇。类固醇激素应与抗结核药物合用,开始用1mg/kg,5~7d后逐渐减量,直至6~8周停用。类固醇激素可减轻机体对细菌感染的反应,减少渗出和纤维素沉积,并能抑制结核病变增殖。类固醇激素除改变症状和体征外,还可能降低结核性心包炎的病死率。尽管采用上述治疗,有一些患者仍然会发生心包缩窄。对出现心包缩窄(表3-2)的患者,应及时与外科联系。早期手术效果比较理想,心功能可以保持,手术病死率低。术后抗结核治疗还须持续6个月。临床上常见到一些高度可疑的结核性心包炎,但缺乏确切的证据。对此类患者可进行试验治疗,试验治疗只用抗结核药物而不使用类固醇激素。如确定结核性心包炎,治疗2~3周后病情即可明显好转,此时可酌情加用类固醇激素。

(3)化脓性心包炎:一旦抽出脓性心包液。应做心包切开引流,冲洗心包腔,心包腔内可注入抗生素,如庆大霉素(儿童慎用)。心包液细菌培养结果未明确之前,可先使用抗葡萄球菌抗生素和氨基苷类抗生素。待细菌培养结果明确后,再根据培养结果调整抗生素的种类。有人主张对化脓性心包炎早期做心包切除,以防心包缩窄。也有人主张出现明显粘连、脓液黏稠呈包裹性再考虑心包切除。围术期病死率约为 8%,与化脓性心包炎总病死率相比还是相当低的。

表 3-2　缩窄性心包炎的诊断步骤

1.临床表现:颈静脉怒张,Kussmaul 征阳性,收缩压降低,脉搏压变窄,奇脉,心尖冲动消失,可闻及心包叩击音,腹胀,肝肿大,腹水,下肢水肿

2.胸部 X 线检查:心影呈三角形,左右心缘平直,可见到心包钙化,胸腔积液

3.心电图:可能正常或低电压,多数导联出现 T 波低平、倒置,有时出现左房增大,心房颤动,房室传导阻滞。室内传导阻滞

4.超声心动图:心包增厚、钙化。增厚的心包脏层和壁层之间可能见到液性暗区。还可见到以下间接征象:①左、右心房内径增大,左、右心室内径正常;②双室舒张期充盈受限,呼吸差异 25%。二尖瓣 15:1 舒张期血流频谱呈典型受阻图像,E/A 比值明显增大;③由于左室舒张中晚期充盈明显受阻,左室后壁运动呈平直外形;④室间隔运动异常

5.CT/磁共振检查:可准确地探测出心包增厚

　　(4)肿瘤性心包炎:治疗原则为全身应用抗肿瘤药物,心包穿刺引流以缓解症状和明确诊断,心包腔内注入抗肿瘤药物、硬化药控制恶性心包渗液。治疗根据肿瘤的类型及组织学改变而定,对肺癌(腺癌)和乳腺癌转移所致的心包炎。心包腔内注入顺铂有效率为 83%～93%,注入塞替派有效率为 83%～89%,均无明显不良反应。对淋巴瘤和白血病引起的恶性心包积液。放射治疗有效率高达 93%。心包腔内注入四环素、多西环素或米诺环素作为硬化药,控制心包渗液的有效率为85%,但可引起一些严重不良反应,如发热(19%)、胸痛(20%)和房性心律失常(10%),而且在长期存活的患者还会引起缩窄性心包炎。有人使用经皮气囊心包开窗术使心包腔与胸膜腔直接相通。这样心包腔

内大量液体可流入胸膜腔。可防止反复发作心脏压塞。但可能引起癌细胞扩散。对发生缩窄性心包炎者须行心包切除。

(5)尿毒症性心包炎:未经透析的尿毒症性心包炎经透析后1~2周内可明显好转。正在进行透析的患者出现较大量心包积液。可加强透析频度。加用NSAIDs,如无效,可加用类固醇激素,以缓解症状和促进液体吸收。必要时在心包穿刺引流后可留置心包腔导管,引流24~48h。反复放液后,仍发生心包积液或形成局限性心包积液。可考虑心包切开。

(6)急性心梗并发心包炎:布洛芬为首选药物,阿司匹林650mg,每4h 1次亦可使用,一般疗程2~5d。其他NSAJDs应避免使用,因其可影响冠状动脉血流使梗死区变薄甚至发生破裂。对顽固性病例可使用类固醇激素,但可能延缓梗死愈合。

(7)心包切开后综合征:NSAIDs或秋水仙碱均可奏效。手术前服用秋水仙碱能否预防其发生尚不肯定。

(8)放射性心包炎:治疗与一般心包炎相同,对顽固性病例也可使用类固醇激素。

第五节 期前收缩

一、疾病概述

期前收缩亦称过早搏动,是由心脏异位兴奋灶发放的冲动所引起,为小儿时期最常见的心律失常。异位起搏点位于心房、房室交界或心室组织。分别引起房性、交界性及室性早搏。其中以室性早搏为多见。

二、临床特点

1.症状与体征

大多无症状,偶有心悸、胸闷、心前区不适或表现不安、恐惧等。听诊可发现心律不齐,心搏提前,其后常有一定时间的代偿间歇,心音强弱也不一致。早搏常使脉律不齐,若早搏发生过早,可使脉搏短绌。

2.症状加重及缓解因素

加重因素:情绪激动、饱餐、过劳、上呼吸道感染、胆道系统的疾病、电解质紊乱、药物作用。

缓解因素:注意劳逸结合,使睡眠充足。饮食不过饱,少吃刺激性食物。

3.并发症

本病会诱发室性心动过速,心室颤动,在严重的情况下还会导致心性猝死。

三、规范诊断

(一)诊断术语

本病亦称过早搏动、期外收缩,简称早搏。

(二)诊断标准

1.诊断标准

依据心电图特点判断早搏属何种类型。

(1)房性早搏:①P 波提前,可与前一心动的 T 波重叠,形态与窦性 P 波稍有差异,但方向一致;②P'-R>0.10s;③早搏后的代偿间歇往往不完全;④一般 P'波后 QRS-T 正常,若不继以 QRS-T 波,称为阻滞性早搏,若继以畸形的 QRS-T 波,为心室内差异传导所致。

(2)交界性早搏:①QRS-T 波提前,形态、时限与正常窦性基本相同;②早搏所产生的 QRS 波前或后有逆行 P'波,P'-R<0.10s,R-P'<

0.20s,有时 P'波可与 QRS 波重叠,辨认不清;③代偿间歇往往不完全。

(3)室性早搏:①QRS 波提前,形态异常,宽大,QRS 波>0.10s,T 波与主波方向相反;②QRS 波前多无 P'波;③代偿间歇完全;④有时在同一导联出现形态不一,配对时间不等的室性早搏,称为多源性早搏。

2.疗效判定

痊愈:无心悸、胸闷等症状,查体心音有力,未闻及早搏,心电图、24h 动态心电图、超声心动图均正常。好转:无心悸、胸闷等症状,查体可闻及早搏<5 次/min,或早搏次数比治疗前明显减少,超声心动 5 次/min 脏大小和心脏功能正常。无效:自觉心悸、胸闷等不适,频发早搏>LVEF 多源性早搏、联律性早搏或连发 2 个早搏,超声心动图示心脏扩大或 LVEF 降低。

四、医嘱处理

(一)接诊检查

1.心电图

对早搏有诊断意义。

2.24h 动态心电图

可详细记录早搏发生的多少,发生的规律,治疗效果等。

3.心肌酶学检查

怀疑心肌炎者可行血心肌酶学检查。

4.心脏超声检查

可发现心肌病和部分冠心病。

5.血电解质

长期服用利尿药和怀疑洋地黄中毒者应测定血电解质。

(二)规范处理

1.一般治疗

若早搏次数不多,无自觉症状者可不必用药。

2.病因治疗

房早:1岁以内的房早如较频繁且特早,易发生房扑和室上速,可检查有无心肌炎或甲状腺功能亢进,待观查1周如仍频繁,可用地高辛(用法参见心力衰竭诊疗常规),无效可加用普萘洛尔(心得安)[1mg/(kg·d),分2～3次给药]。室早:若早搏次数>10次/min,有自觉症状,或在心电图上呈多源性,或伴有器质性心脏病者可给予治疗,普萘洛尔1mg/(kg·d),分2～3次给药;普罗帕酮(心律平)8～15mg/(kg·d),分2～3次给药,或乙胺碘呋酮10mg/(kg·d)×7～10d→5mg/(kg·d),1/d。如为洋地黄中毒者,除停用洋地黄外,首选苯妥英钠每次2～5mg/kg,3/d,心脏手术后发生的室早也可用苯妥英钠,QT间期延长综合征发生的室早需长期服较大剂量的普萘洛尔。

注:抗心律失常药物治疗室早的适应证

Ⅰ类,无需药物治疗,包括:①无症状良性室早(单纯性室早),一般无器质性心脏病,室早为单源性,偶发性者;②左室假腱素所致室早。

ⅡA类,不主张药物治疗:无器质性心脏病,无血流动力学改变的室早。但具有难以接受的自觉症状者或复杂性室早有发展成严重心律失常倾向时,可考虑药物治疗。

ⅡB类,可药物治疗:①无器质性心脏病的频发或复杂性室早导致血流动力学改变;②有预后意义的室性心律失常:a.先天性心脏病术后室早,b.急性心肌炎伴有多种类型早搏;c.心肺复苏后或持续性室速复律后的室早;d.先天性或获得性长QT综合征伴室早,e.扩张型或肥厚型心肌病并发室早;f.二尖瓣脱垂并发室早;g.洋地黄所致频发及复杂性室早(≥6次/min,多形性室早,成对室早,连续3个或以上的室早,及R-on-T型室早)。

(三)注意事项

1.期前收缩简称早搏,或称期外收缩,是心脏病病人常见的临床表现。早搏本身并非严重疾病,所以病员应消除思想顾虑,保持乐观情绪,积极配合治疗。

2.注意劳逸结合,使睡眠充足。

3.不吸烟,不饮酒,饮食不过饱,少吃刺激性食物。

4.活动后早搏不增多的慢性病人应适当参加文体活动。

5.伴有严重心脏病或有明显症状者须服用抗心律失常药物。此类药物应在医师指导下服用。

五、诊治进展

无明显器质性心脏病的青少年常出现频发室性早搏(FPVC),过去对此类患者多数给予较长时间的抗心律失常药物治疗,后来有大规模临床试验发现抗心律失常药物治疗经常无效且带来许多不良反应,甚至导致病死率上升。目前业界多不主张对无预后意义的 FPVC 进行强烈药物干预,治疗的终点也强调以改善症状为主,不再强调以 24h 动态心电图室性早搏(PVC)总数的减少作为治疗的主要目标。

第四章　消化系统疾病

第一节　消化性溃疡

一、疾病概述

消化性溃疡主要指发生于胃和十二指肠的慢性溃疡。各年龄儿童均可发病，以学龄儿童多见。十二指肠溃疡较胃溃疡多见。临床表现主要为腹痛、厌食、呕吐、呕血、黑粪，年长儿可见反酸、嗳气，部分患儿可无症状，并发消化道出血方就诊。溃疡呈圆形、椭圆形、线性、不规则形或霜斑样，底部平坦，边缘整齐，为白苔或灰白苔所覆盖。国内消化性溃疡的检出率明显高于欧美国家。胃十二指肠纤维内镜检查为最可靠的方法。

二、临床特点

1.症状

一般认为 10 岁以上的病例，症状明显，10 岁以下者，临床表现无定型。

（1）新生儿和小婴儿以继发性溃疡多见，起病急，多以穿孔、出血就诊，易被原发病掩盖，常无特异症状。早期出现哭闹、拒食，很快发生呕吐、呕血及便血。最常见的并发症为穿孔，发生腹膜炎症状，腹痛、腹胀明显，腹肌强直，常伴发休克。

（2）幼儿主要症状为反复发作性脐周及上腹部疼痛，时间不固定，不愿进食，食后常加重，或以反复呕吐为主要表现，往往食欲差、发育不良或消瘦。

（3）年长儿的临床表现与成人相似，诉上腹部疼痛，局限于胃或十二指肠部，有时达后背和肩胛部。胃溃疡大多在进食后疼痛，十二指肠溃疡大多在饭前和夜间疼痛，进食后常可缓解。有些患儿因伴幽门痉挛常呕吐、嗳气和便秘。偶或突然发生呕血、血便以及胃穿孔。

2.体征

脐周或上腹部压痛，并发穿孔发生腹膜炎后，可见腹胀、腹痛明显，腹肌强直，压痛、反跳痛阳性。

3.症状加重及缓解因素

加重因素：饮食习惯不当如暴饮暴食、精神创伤及服用对胃黏膜有刺激性作用的药物。

缓解因素：良好的生活习惯，饮食定时定量，避免过度精神紧张。

4.并发症

主要为出血、穿孔和幽门梗阻，常可伴发缺铁性贫血，重症可出现失血性休克。如溃疡穿孔至邻近器官或腹腔，可出现腹膜炎、胰腺炎等。

三、规范诊断

1.诊断标准

小儿消化性溃疡由于症状不典型，诊断较成人困难。如空腹时反复发生上腹部疼痛及压痛伴呕吐者可拟诊为溃疡病。上消化道内镜检查是公认诊断溃疡病准确率最高的方法。X线钡餐检查发现持久充盈的溃疡壁龛影是可靠的诊断依据。

2.疗效判定

①溃疡愈合：临床症状消失，镜下溃疡愈合或瘢痕形成；②幽门螺

杆菌(Hp)根除:停药 4 周,Hp 转阴;③治疗有效:临床症状消失或好转,镜下溃疡未愈合和(或)Hp 阴转;④治疗无效:经药物治疗 4 周,临床症状未全改善,胃镜下溃疡未愈,Hp 未阴转。

四、医嘱处理

(一)接诊检查

1.粪隐血试验

阳性者提示可能有活动性溃疡。

2.上消化道内镜检查

是目前诊断准确率最高的检查方法,可判断溃疡、病灶大小、周围炎症等情况,也可取黏膜活检和控制活动性出血。镜下可见黏膜缺损呈圆形、椭圆形、不规则形,底部平坦,边缘整齐,为白苔或灰白苔覆盖,周围黏膜充血水肿或放射状聚集。

3.胃肠 X 线钡餐检查

发现胃或十二指肠壁龛影可确诊。

(二)规范处理

1.一般治疗

饮食规律,避免进食过硬、过冷、过酸、粗糙的食物和酒类及含咖啡因的饮料,改变睡前进食的习惯。避免精神紧张。尽量不用或少用对胃有刺激性的药物如非甾醇类抗炎药和肾上腺皮质激素等药物;应激性溃疡应积极治疗原发病。

2.药物治疗

(1)抑制胃酸的治疗

①H_2 受体拮抗药(H_2RI):雷尼替丁:3～5mg/(kg·d),每 12 小时 1 次或睡前 1 次服用,疗程 4～8 周;西咪替丁:10～15mg/(kg·d),每 12 小时 1 次或睡前 1 次服用,疗程 4～8 周;法莫替丁:0.9mg/(kg·d),睡前 1 次服用,疗程 2～4 周。

②质子泵抑制药（PPI）：奥美拉唑：0.6～0.8mg/（kg·d），清晨顿服，疗程2～4周。

③中和胃酸的药物：较常用的是氢氧化铝凝胶、复方氢氧化铝片（胃舒平）、铝碳酸镁（胃达喜）、复方碳酸钙等，饭后1h服用。片剂宜嚼（或研）碎后服用。

④G受体阻滞药：丙谷胺：主要用于溃疡病后期，作为其他制酸药（尤其质子泵抑制药）停药后的维持治疗，可抑制胃酸反跳，增进溃疡愈合质量，防止复发。

（2）胃黏膜保护药：硫糖铝：每日10～25mg/kg，分3次口服，餐前2h服用，疗程4～8周，优点是安全，偶可引起便秘、恶心。该药分子中含铝，长期服用，尤其当肾功能不全时会引起铝中毒。枸橼酸铋钾：每日6～8mg/kg，分3次口服，疗程4～6周，长期、大剂量应用铋剂，尤其合并肾衰竭时可致神经系统不可逆性损害。小儿应用时应谨慎，严格掌握剂量和疗程，最好监测血铋。柱状细胞稳定药：麦滋林-S、替普瑞酮、吉法酯等，主要作为溃疡辅助用药，尤其与抗胃酸分泌类药物联合应用，有促进溃疡愈合作用，也用于溃疡病恢复期维持治疗，以促进溃疡愈合质量及胃黏膜功能恢复，防止复发。

（3）抗Hp治疗：有Hp感染的消化性溃疡，需用抗菌药物治疗，常用的有：枸橼酸铋钾每日6～8mg/kg；羟氨苄西林每日30～50mg/kg；克拉霉素每日15～20mg/kg；甲硝唑每日25～30mg/kg；呋喃唑酮每日3～5mg/kg，分3次口服。目前多主张联用用药，可参考以下方案：PPI加两种抗生素1～2周（羟氨苄西林4周，甲硝唑2周，替硝唑2周，呋喃唑酮2周或克拉霉素2周）；枸橼酸铋钾4～6周加H_2RI 4～8周加一种抗生素；枸橼酸铋钾4～6周加上述抗生素中的两种；H_2RA加两种抗生素2～4周。

3.手术治疗

一般无需手术治疗，但有以下情况，应考虑手术治疗：①急性溃疡穿孔;②大量、反复出血,内科保守治疗无效;③器质性幽门梗阻;④顽固性或难治性溃疡。

(三)注意事项

Hp在溃疡的发生中起重要作用,对于有Hp感染的消化性溃疡,需用抗菌药物治疗。

五、诊治进展

儿童消化性溃疡可缺乏或无溃疡病史,而以突然出血、穿孔等并发症急症就医,即使有病史者也往往不典型或模糊不清,年龄越小变异越大,症状越不明显。年长儿童接近成人溃疡病症状。对患儿消化不良及多次发生上腹部疼痛或隐痛、饱满不适等症状,而无其他疾病证据可以解释者,均应考虑本病,给予必要检查,以求早期诊断及时治疗,避免或减少并发症的发生。

研究发现,儿童消化性溃疡男孩多于女孩,其比例为3.8∶1,以十二指肠球部溃疡为主,占90.3%,幽门螺杆菌感染率为87.5%,症状多变,腹痛、黑粪是常见症状。

第二节　慢性胃炎

慢性胃炎是指多种致病因素长期作用,引起胃黏膜炎症性改变。慢性胃炎分为慢性浅表性胃炎和慢性萎缩性胃炎两种。

一、病因

慢性胃炎发病原因至今尚未明了,多数学者公认的病因包括幽门螺杆菌(Hp)感染、十二指肠-胃反流、药物作用、饮食习惯、免疫因素等。

二、临床表现

与胃炎有关的症状有腹痛、腹胀、呃逆、反酸、恶心、呕吐、食欲缺乏、腹泻、无力、消瘦等。反复腹痛是最常见症状,年长儿多可指出上腹痛,多发生在餐后,幼儿和学龄前儿童多指脐周不适。慢性胃炎无明显特殊体征,部分患儿可表现为面色苍黄、舌苔厚腻、腹胀、上腹和脐周轻压痛。

三、辅助检查

1.实验室检查

(1)胃酸:浅表性胃炎胃酸水平正常或偏低,萎缩性胃炎则明显降低,甚至缺酸。

(2)胃蛋白酶原。

(3)内因子。

(4)胃泌素。

(5)前列腺素:慢性胃炎的黏膜内前列腺素含量降低。

(6)Hp 检测:包括^{13}C-尿素呼气试验、大便 Hp 抗原检测、血 Hp 抗体检测及胃镜下取胃黏膜行快速尿素酶试验、黏膜组织切片染色 Hp、Hp 培养等。

2.器械检查

包括上消化道钡剂检查、胃超声检查、胃电图检查、胃镜等,前 3 项可为慢性胃炎诊断提供参考,目前诊断胃炎最好的方法是胃镜检查与黏膜组织活检相结合。

四、诊断标准

慢性胃炎诊断及分类主要根据胃镜下表现和病理组织学检查。

1.胃镜诊断依据

(1)黏膜斑:黏液增多牢固附着于黏膜,以水冲后,黏膜表面发红或糜烂、剥脱。

(2)充血:与邻区比较,黏膜明显呈斑块状或弥漫性变红区域。

(3)水肿:黏膜肿胀、稍苍白、反光强,胃小凹明显,黏膜脆弱,易出血。

(4)微小结节形成:又称胃窦小结节或淋巴细胞样小结节增生。胃壁平坦时,与周围黏膜相比,增生处胃黏膜呈微细或粗颗粒状或结节状。

(5)糜烂:局限或大片发生,伴有新鲜或陈旧出血点,当糜烂位于黏膜层时称平坦性糜烂;高于黏膜面时称隆起型糜烂,隆起呈小丘疹状或疣状,顶部有脐样凹陷。

(6)花斑:红白相间,以红为主。

(7)出血斑点:胃黏膜出现散在小点状或小片状新鲜或陈旧出血。

以上项(1)～(5)中符合1项即可诊断;符合(6)(7)两项应结合病理诊断。此外,如发现幽门口收缩不良、反流增多、胆汁反流,常提示胃炎存在,应注意观察。

2.病理组织学改变

上皮细胞变性,小凹上皮细胞增生,固有膜炎症细胞浸润、腺体萎缩。炎症细胞主要是淋巴细胞、浆细胞。

(1)根据有无腺体萎缩,慢性胃炎诊断为慢性浅表性胃炎或慢性萎缩性胃炎。

(2)根据炎症程度,慢性浅表性胃炎分为轻度、中度、重度。

轻度:炎症细胞浸润较轻,多限于黏膜的浅表1/3,其他改变均不明显。

中度:病变程度介于轻、重度之间,炎症细胞累及黏膜全层浅表的1/3～2/3。

重度:黏膜上皮变性明显,且有坏死、胃小凹扩张、变长变深,可伴肠腺化生,炎症细胞浸润较重,超过黏膜 2/3 以上,可见固有层内淋巴滤泡形成。

(3)如固有层见中性粒细胞浸润,应注明"活动性"。

五、鉴别诊断

在慢性胃炎,可通过胃镜、B 超、24h pH 监测综合检查,排除肝、胆、胰疾病和消化性溃疡、反流性食管炎等;在胃炎发作期,应注意与胃穿孔或阑尾炎早期鉴别。

1.消化性溃疡

消化性溃疡以上腹部规律性、周期性疼痛为主,而慢性胃炎疼痛很少有规律性并以消化不良为主,鉴别依靠胃镜检查。

2.慢性胆道疾病

慢性胆囊炎、胆石症常有慢性右上腹痛、腹胀、嗳气等消化不良的症状,容易误诊为慢性胃炎。但该病胃肠镜检查无异常发现,胆囊 B 超可确诊。

六、治疗

1.一般治疗

慢性胃炎缺乏特殊疗法,以对症治疗为主,与 Hp 感染相关性胃炎首先进行根除 Hp 治疗。

(1)护理:养成良好的饮食习惯及生活规律,少吃生冷及刺激性食物。

(2)营养管理:由护士对患者的营养状况进行初始评估,记录在《住院患者评估记录》中。总分≥3 分,有营养不良的风险,需在 24h 内通知营养科医师会诊。

(3)疼痛管理:由护士对患者腹痛情况进行初始评估,疼痛评分在 4

分以上的,应在 th 内报告医师,联系麻醉科医生会诊。

(4)心理治疗:部分患儿有躯体化症状,应鼓励患儿参加正常活动和上学,降低疼痛感觉阈。

2.药物治疗

(1)对症治疗:有餐后腹痛、腹胀、恶心、呕吐者,应用胃肠动力药。如多潘立酮,每次 0.3mg/kg,每天 3～4 次,餐前 15～30min 服用。腹痛明显者给予抗胆碱能药物,以缓解胃肠平滑肌痉挛。可用硫酸阿托品,每次 0.01mg/kg,皮下注射。

(2)黏膜保护药:复方谷氨酰胺有抗感染、促进组织修复作用,有利于溃疡愈合,每次 30～40mg,每天 2～3 次。

(3)抗酸药:慢性胃炎伴反酸者可给予中和胃酸药,如氢氧化铝凝胶、磷酸铝凝胶、复方氢氧化铝片,于餐后 1h 服用。

(4)抑酸药:不作为治疗慢性胃炎常规用药,只用于慢性胃炎伴有溃疡病、严重反酸或出血者。①H_2 受体拮抗药西咪替丁,每日 10～15mg/kg,分 2 次口服或睡前顿服;雷尼替丁,每日 4～6mg/kg,分 2 次服或睡前顿服。②质子泵抑制药。奥美拉唑,0.6～0.8mg/kg,口服,每天 1 次。

3.对因治疗

避免进食对胃黏膜有强刺激的饮食和药品,如过硬、过冷、过酸、粗糙的食物,吃冷饮与调味品;药物如非甾体类抗炎药和肾上腺皮质激素等。饮食规律、定时、适当,选择易消化无刺激性食物;注意饮食卫生,防止暴饮暴食。积极治疗口、鼻、咽部的慢性疾病。加强锻炼,提高身体素质。

第三节　小儿腹泻

一、疾病概述

小儿腹泻(腹泻病)是一组多病原、多因素引起的以大便次数增多和大便性状改变为特点的临床综合征,主要表现为稀水便和水、电解质紊乱。6个月~2岁发病率高,1岁以内约占半数。急性腹泻可导致脱水,而持续腹泻可引起消化吸收障碍、营养不良、生长发育落后及免疫功能低下。腹泻病是5岁以下儿童发病和死亡的主要原因之一,WHO和联合国国际儿童紧急救济基金会(UNICEF)统计,2002年在发展中国家中造成5岁以下儿童死亡的原因中,腹泻居第2位(占15%)仅次于呼吸道感染。2004年世界范围内5岁以下儿童腹泻发病数仍高达13亿例次。WHO和UNICEF在联合国儿童问题特别会议的"急性腹泻临床治疗"联合声明(2006)中提出两个目标:到2010年,将5岁以下儿童因腹泻而死亡的例数要比2000年降低50%;到2015年,将5岁以下儿童腹泻病死率要比1990年降低2/3。1982年全国小儿腹泻协作组讨论通过了分类法,将小儿腹泻分为感染性与非感染性。腹泻病在我国属第二常见病。一些以腹泻为主要表现的法定传染病,如痢疾、霍乱和食物中毒等不包括在小儿腹泻内。

二、临床特点

1.症状

腹泻可轻可重,轻者一日数次,大便呈糊状或稀水样。重者一日十余次或几十次,大便呈蛋花汤样或黄水便,1次量多。大多数有哭闹,腹部可闻肠鸣音,排便呈喷射状。部分病例可有持续腹痛,排黏液便甚或脓血便,伴里急后重。严重病例常伴频繁呕吐,有厌食、发热、烦躁、萎靡等中毒症状,有不同程度脱水、电解质紊乱和酸中毒等。

2.体征

可见眼窝、囟门凹陷、皮肤弹性下降等脱水体征,代谢性酸中毒时可见口唇樱红、呼吸深大等。

3.症状加重及缓解因素

加重因素:喂养不当、长期应用广谱抗生素等。

缓解因素:良好的卫生习惯。

4.并发症

可伴发水、电解质紊乱和酸中毒。严重的侵袭性细菌所致肠炎,可产生中毒性脑病、感染性休克等。

三、规范诊断

(一)诊断术语

小儿腹泻是一组多病原、多因素引起的以大便次数增多和大便性状改变为特点的临床综合征,分为感染性和非感染性腹泻。

(二)诊断标准

1.诊断标准

根据病史、体格检查和大便性状易于作出临床诊断。按照腹泻的病期和症状的轻重,进行分期、分型诊断;并判断有无脱水及脱水的程度与性质、酸中毒和电解质紊乱,注意寻找病因,如喂养不当、肠道内外感染等。

(1)诊断依据:①大便性状有改变,呈稀便、水样便、黏液便或脓血便;②大便次数比平时增多。

(2)根据病程分类。①急性腹泻:病程在2周以内;②迁延性腹泻:病程在2周至2个月;③慢性腹泻:病程在2个月以上。

(3)根据病情分类。①轻型:无脱水、无中毒症状;②中型:轻至中度脱水或有轻度中毒症状；③重型：重度脱水或有明显中毒症状（烦躁、精神萎靡、面色苍白、高热或体温不升、白细胞计数明显升高）。

（4）病因学诊断

①感染性腹泻：急性肠炎可根据大便性状、粪便镜检、流行季节及发病年龄估计最可能的病原，以作为用药的参考。流行性腹泻水样便多为轮状病毒或产毒性细菌感染，尤其是 2 岁以下婴幼儿，发生在秋冬季节，以轮状病毒肠炎可能性较大；发生在夏季，以产肠毒素大肠埃希菌 ETEC 肠炎可能性大。如粪便为黏液或脓血便，应考虑侵袭性细菌感染，如 EIEC 肠炎、空肠弯曲菌肠炎或沙门菌肠炎等。

有条件者应进行细菌、病毒及寄生虫等病原学检查。大便镜检有较多白细胞者可做大便细菌培养；疑为病毒性肠炎者可取急性期（发病 3d 以内）大便滤液或离心上清液染色后用电镜或免疫电镜检查；还可用免疫学的方法（如免疫酶联反应 ELISA、固相放射免疫法等）检测粪便中病毒抗原、血清中特异性抗体。病毒 RNA 凝胶电泳，可直接从粪便中提取 RNA，按特征性 RNA 图谱进行轮状病毒电泳分型，有长型和短型之分。各种病原肠道感染患儿的血清学检查虽对临床帮助不大，但对流行病学调查和回顾性诊断颇有意义。病原明确后可按病原学进行诊断，如致病性大肠埃希菌肠炎、空肠弯曲菌肠炎、轮状病毒肠炎等。

②非感染性腹泻：根据病史、症状及检查分析可诊断为生理性腹泻、症状性腹泻、过敏性腹泻等。

（5）脱水的评估：根据临床表现、血气分析测定，判断脱水程度、性质、电解质紊乱及酸中毒的情况。

2.疗效判定

（1）急性腹泻病

显效：治疗 72h 内粪便性状及次数恢复正常，全身症状消失。

有效：治疗 72h 内粪便性状及次数明显好转，全身症状明显改善。

无效：治疗 72h 内粪便性状、次数及全身症状无好转甚至恶化。

（2）迁延与慢性腹泻

显效:治疗 5d 内粪便性状及次数恢复正常,全身症状消失。

有效:治疗 5d 时粪便性状及次数明显好转,全身症状明显改善。

无效:治疗 5d 时粪便性状、次数及全身症状无好转甚至恶化。

四、医嘱处理

（一）接诊检查

1.血常规

细菌感染白细胞增多。

2.大便常规及培养

因致病原而异,细菌性肠炎可获阳性结果。

3.病毒检查

如用免疫酶联反应(ELISA)或 PCR 检测大便轮状病毒,或用电镜观察大便轮状病毒。

4.血液生化检查

血电解质(钠、钾、氯、钙、镁)、血气分析等。

（二）规范处理

1.一般治疗

饮食疗法:鼓励继续饮食,以母乳喂养的婴儿继续哺乳,暂停辅食;人工喂养儿喂以稀释的牛奶。严重轮状病毒肠炎和小肠双糖酶缺陷者不宜用乳糖和蔗糖饮食,乳儿可选用不含乳糖植物蛋白奶,严重轮状病毒肠炎用 5～7d。非此两种腹泻可不忌乳类。已加辅食的婴幼儿宜选用少渣食品。腹泻停止后逐渐恢复营养丰富的饮食,并每日加餐 1 次,共 2 周。一般不需要禁食,严重呕吐者可禁食 4～6h,但不禁水。

2.液体疗法

（1）口服补液盐(ORS):用于预防脱水及纠正中度及以下脱水。无脱水患儿可口服米汤加盐溶液(500ml 米汤＋1.75g 细盐,1/3 张力溶液)、糖盐水(500ml 白开水＋10g 白糖＋1.75g 细盐,但腹泻儿多有双糖酶缺乏对蔗糖耐受不好)、ORS 盐(主要用于治疗脱水,2/3 张力溶液,预防脱水时另加 1/3 量白开水),用量为 20～40ml/kg,4h 内服完,然后随时口服,能喝多少喝多少。用 ORS 液纠正脱水时,补给累计损失量轻度脱水约 50ml/kg,中度脱水 80～100ml/kg,或 75ml/kg,于 4h 内补足。以后随时口服,能喝多少喝多少。6 个月以下配方奶喂养的儿童,应用标准 ORS 时,应额外给予 100～200ml 白开水。对于继续损失量,补充原则为丢失多少补充多少,可给予低张 ORS 或等量稀释 ORS 液。婴儿每腹泻 1 次,服 ORS 液 10ml/kg,或 6 个月以下每次 50ml,1 岁每次 100ml,2～3 岁每次 150ml。

(2)静脉补液:适用于重度脱水、吐泻严重或腹胀的患儿。一旦患儿能喝水,应尽量改用口服 ORS 液。

补液总量(定量):治疗第 1 个 24h 的补液量应包括:累计损失量、继续丢失量和生理需要量,依脱水程度补充,轻度脱水 90～120ml/kg,中度脱水 120～150ml/kg,重度脱水 150～180ml/kg。

液体组成(定性):第 1 天补液内容:等渗电解质溶液(包括钠离子及钾离子)和非电解质溶液(葡萄糖液)全日容量比例根据脱水性质决定:等渗性脱水宜用 1:1(相当于 1/2 张力电解质液);低渗性脱水用 2:1(相当于 2/3 张力电解质液);高渗性脱水时,应根据高渗的严重程度,使两者的比例成为 1:1 至 1:2(总浓度相当于 1/3 张力电解质液),避免血清钠浓度降低过快,引起相对性水中毒。对病情较轻、肾功能较好的患儿、或条件不具备时,电解质液可单用生理盐水。但酸中毒明显时应用 2:1 液作为含钠液。有低钾血症者,在输液排尿后,在以上液体余量中加氯化钾 0.3% 滴入。

补液的步骤及速度(定速):原则是将所需液体按含钠浓度,先浓后淡、先快后慢地输入。对重度脱水有明显周围循环障碍者应先快速扩容,20ml/kg 等张含钠液(2:1 液)30～60min 内快速输入,然后再将含钠液浓度逐渐降低,将全部液体在24h内输完(高渗脱水在48h输完),一般速度为8～10ml/(kg·h),高渗性脱水按5～8ml/(kg·h)。低渗性脱水为防止脑细胞迅速缩小,应避免输高渗性液体。

脱水纠正后,第2天主要补充继续损失量和生理需要量,可改为口服补液。

(3)钾的补充:腹泻病人一般采用氯化钾200～300mg/(kg·d),分3～4次口服,或配成0.15%～0.2%浓度的液体由静脉均匀输入,速度切忌过快,并需待有尿后方才能静脉给钾。

(4)钙和镁的补充:在补液过程中,如患儿兴奋性过高或出现抽搐,可将10%葡萄糖酸钙10ml稀释1倍,静脉滴入,必要时可重复。能口服时可给10%氯化钙每次5～10ml,每日3～4次。脱水重、久泻及有低镁症状者,可测定血镁浓度,并用25%硫酸镁每次0.2～0.4ml/kg静脉滴注,1/d,症状消失后停用。

(5)严重酸中毒的处理:一般酸中毒经上述输液治疗,肾功能恢复后,多可纠正。酸中毒严重者依据血气分析结果计算补给量,根据剩余碱进行计算:

|剩余碱|×0.3×体重(kg)＝应补碱性溶液的摩尔数

具体补充可按1摩尔数相当于5%碳酸氢钠溶液1.7ml,或相当于11.2%乳酸氢钠溶液1ml计算。在无化验条件或尚未知二氧化碳结合力的测定结果时,可按5%碳酸氢钠溶液每次3～5ml/kg或11.2%乳酸氢钠溶液每次2～3ml/kg计算给予,必要时可于2～4h后重复应用。

3.控制肠道感染

合理应用抗生素,避免滥用。

(1)致病性大肠埃希菌及侵袭型大肠埃希菌:首选氨基糖苷类口服,如庆大霉素1万～2万U/(kg·d)、多黏菌素5万～10万U/(kg·d)或新霉素50～100mg/(kg·d)。也可采用喹诺酮类,如环丙沙星等。

(2)鼠伤寒沙门菌感染:对常用抗生素耐药率高,最好根据药敏感试验选用抗生素,药敏结果未出前,可选用环丙沙星,重症选用第三代头孢菌素,如头孢噻肟 $100\sim150\mathrm{mg}/(\mathrm{kg}\cdot\mathrm{d})$ 静脉滴注。

(3)菌群紊乱之后继的金黄色葡萄球菌、铜绿假单胞菌或变形杆菌感染:发现有早期菌群紊乱情况时,应及时停原用抗生素,给口服乳酶生 $0.3\sim0.9\mathrm{g},3/\mathrm{d}$。并加服复合维生素 B、维生素 C 和叶酸,可在数日内纠正肠道菌群紊乱,症状也随之好转。如好转不明显且大便涂片大肠埃希菌明显减少时,可用正常婴儿大便 $5\sim10\mathrm{g}$,以生理盐水混成混悬液,$1/\mathrm{d}$,直肠保留灌肠,可较快恢复。有金黄色葡萄球菌感染者,可选用红霉素、新青霉素、庆大霉素、万古毒素或头孢氨苄治疗;有铜绿假单胞菌感染时选用多黏菌素 B、羧苄西林或庆大霉素;有变形杆菌感染时选用氨苄西林、卡那霉素或头孢霉素治疗。

(4)空肠弯曲菌感染:红霉素为首选药物,剂量 $25\sim50\mathrm{mg}/(\mathrm{kg}\cdot\mathrm{d})$,分 $3\sim4$ 次口服。对庆大霉素、磺胺药、诺氟沙星亦敏感。

(5)耶氏菌感染:对庆大霉素、磺胺药、诺氟沙星均敏感。

(6)真菌感染:口服制霉菌素,剂量 12.5 万～50 万 U,$2\sim4/\mathrm{d}$。同时停用原来应用的抗生素。如肠道吸收功能受损明显,宜选用注射药物氟康唑,剂量为 $3\sim6\mathrm{mg}/(\mathrm{kg}\cdot\mathrm{d})$,静脉滴注。

(7)轮状病毒感染:用干扰素每次 10U,每日 2 次肌内注射,连续 $3\sim5\mathrm{d}$ 治疗秋季腹泻有显著疗效。

4.对症治疗

(1)止泻:感染性腹泻极期不宜用止泻药,可适当用肠黏膜表面活性吸附剂,如药用炭、十六角蒙脱石(思密达);也可用微生态疗法,如双歧三联活菌(培菲康)等双歧杆菌和乳酸杆菌药。

(2)腹胀:如系低钾所致,应予补钾;肠胀气可用针刺足三里,肌内注射溴新斯的明(每岁每次 $0.05\sim0.1\mathrm{mg}$)和(或)加肛管排气。

(3)呕吐:暂时禁食。氯丙嗪肌内注射每次 $0.5\sim1\mathrm{mg}/\mathrm{kg}$,甲氧氯普胺(灭吐灵)每次 $0.15\sim0.3\mathrm{mg}/\mathrm{kg}$ 肌内注射,因有致锥体外系症状不

良反应,婴幼儿慎用或不用。

(4)补充微量元素与维生素:补充锌、铁、维生素 PP、A、C、B_1、B_{12}、叶酸等。WHO 强调,对急性腹泻患儿,每天补充含元素锌制剂 20mg(6 个月以下 10mg),服用 10～14d,有助于缩短腹泻,减轻腹泻严重程度,并可在随后的 2～3 个月预防腹泻的再次发生。

(三)注意事项

目前在小儿腹泻病治疗中存在严重的滥用抗生素的现象。实际上约 70%急性水样便腹泻患儿多为病毒或产肠毒素性细菌感染,一般无需用抗生素,只要做好液体疗法,患者可以自愈,而对 30%黏液脓血便腹泻患者,多为侵袭性细菌感染,注意选用一种敏感抗生素,如用药 48h病情未见好转,再考虑更换另外一种抗生素。

五、诊治进展

轮状病毒肠炎是我国北方秋、冬季小儿腹泻最常见的病原,而口服轮状病毒疫苗是预防其发生经济、有效的方法。我国应用的主要是针对 A 群轮状病毒,主要用于 2 个月至 3 岁婴幼儿,保护率在 80%以上。美国食品药品管理局(FDA)于 2008 年批准了第 2 个轮状病毒性肠炎新疫苗 Rotarix 上市,适用于 6～24 周龄婴儿,主要预防由轮状病毒G1、G3、G4 和 G9 变株引起的肠炎,对 3～12 个月婴儿严重轮状病毒相关性胃肠炎的有效性达 90%,对 12～24 个月婴儿的有效性为 84%。

第四节　克罗恩病

克罗恩病是一种消化道的慢性、反复发作和非特异性的透壁性炎症,病变呈节段性分布,可累及消化道任何部位,其中以回肠末端最为常见,结肠和肛门病变也较多。本病还可伴有皮肤、眼部及关节等部位的肠外表现。克罗恩病虽为良性疾病,但病因不明,至今仍缺乏十分有效的治疗手段。

一、病因

病因尚未明确,可能与自身免疫、病毒感染、有毒物质刺激或过敏体质有关,亦存在遗传因素。

二、临床表现

慢性起病、反复发作的右下腹或脐周腹痛、腹泻,可伴腹部肿块、梗阻、肠瘘、肛门病变和反复口腔溃疡,以及发热、贫血、体重减轻、发育迟缓等全身症状。阳性家族史有助于诊断。

三、辅助检查

1.影像学检查

胃肠钡剂造影,必要时结合钡剂灌肠。可见多发性、跳跃性病变,呈节段性炎症伴僵硬、狭窄、裂隙状溃疡、瘘管、假息肉和鹅卵石样改变等。腹部超声、CT、MRI 可显示肠壁增厚、腹腔或盆腔脓肿、包块等。

2.肠镜检查

结肠镜应达回肠末段。可见节段性、非对称性的黏膜炎症,纵行或阿弗他溃疡、鹅卵石样改变,可有肠腔狭窄和肠壁僵硬等。胶囊内镜对发现小肠病变,特别是早期损害意义重大。双气囊小肠镜更可取活检助诊。如有上消化道症状,应行胃镜检查。超声内镜有助于确定病变的范围和深度,发现腹腔内肿块或脓肿。

3.黏膜组织学检查

内镜活检最好包括炎症和非炎症区域,以确定炎症是否节段性分布。每个有病变的部位至少取 2 块组织,注意病变的局限或片状分布。病变部位较典型的改变有:①非干酪性肉芽肿;②阿弗他溃疡;③裂隙状溃疡;④固有膜慢性炎性细胞浸润、腺窝底部和黏膜下层淋巴细胞聚集;⑤黏膜下层增宽;⑥淋巴管扩张;⑦神经节炎;⑧隐窝结构大多正常,杯状细胞不减少等。

4.手术切除标本病理检查

可见肠管局限性病变、节段性损害、鹅卵石样外观、肠腔狭窄、肠壁僵硬等特征。除上述病变外,病变肠段镜下更可见穿壁性炎症、肠壁水肿、纤维化以及系膜脂肪包绕等改变,局部淋巴结亦可有肉芽肿形成。

四、诊断标准

在排除肠结核、阿米巴痢疾、耶尔森菌感染等慢性肠道感染和肠道淋巴瘤、憩室炎、缺血性肠炎、白塞病以及溃疡性结肠炎等基础上,可按下列标准诊断:①具备上述临床表现者可临床疑诊,安排进一步检查。②同时具备临床表现和影像学检查或肠镜检查者,临床可拟诊为本病。③如再加上黏膜组织学检查或手术切除标本病理检查,发现非干酪性肉芽肿和其他1项典型表现或无肉芽肿而具备上述3项典型组织学改变者,可以确诊,即强调临床拟诊、病理确诊。不过由于这些条件在临床上难以满足,使该诊断标准应用受限。④初发病例,临床表现和影像学检查或内镜检查以及活检难以确诊时,应随访观察3~6个月,如与肠结核混淆不清者应按肠结核做诊断性治疗4~8周,以观后效。

克罗恩病诊断成立后,诊断内容应包括临床类型、严重程度(活动性、严重度)、病变范围、肠外表现和并发症,以利全面评估病情和预后,制订治疗方案。

1.临床类型

可参考疾病的主要临床表现作出,按2005年蒙特利尔世界胃肠病大会克罗恩病分类中的疾病行为分型,可分为狭窄型、穿通型和非狭窄非穿通型(炎症型)。各型可有交叉或互相转化,涉及治疗方案的选择。

2.严重程度

严重度与活动性均反映克罗恩病的严重程度,常合并使用。克罗恩病的严重度可参考临床表现作出,无全身症状、腹部压痛、包块和梗阻者为轻度;明显腹痛、腹泻、全身症状和并发症为重度;介于两者之间者为中度。克罗恩病活动指数(CDAI)可正确估计病情和评价疗效(表4-1)。

表 4-1　简化克罗恩病活动指数计算法

临床表现	0分	1分	2分	3分	4分
一般情况	良好	稍差	差	不良	极差
腹痛	无	轻	中	重	
腹泻(稀便每天1次记1分)					
腹部肿块	无	可疑	确定	伴触痛	
并发症(关节痛、虹膜炎、结节性红斑、坏疽性脓皮病、阿弗他溃疡、裂沟、新瘘管和脓肿等)(每种症状记1分)					

≤4分为缓解;5～8分为中度活动期;≥9分为重度活动期

3.病变范围

病变部位和范围参考影像学检查和内镜检查结果确定,可分为小肠型、结肠型、回结肠型。此外,如消化道其他部分受累,亦应注明,受累范围>100cm者属广泛性。

4.肠外表现和并发症

肠外表现可有口、眼、关节、皮肤、泌尿以及肝、胆等系统受累;并发症可有肠梗阻、瘘管、炎性包块或脓肿、出血、肠穿孔等。

五、鉴别诊断

1.肠结核

诊断克罗恩病应首先排除肠结核。肠结核患者既往或现有肠外结核史,临床表现少有肠瘘、腹腔脓肿和肛门病变;内镜检查病变节段性不明显,溃疡多为横行,浅表且不规则。组织病理学检查对鉴别诊断最有价值,肠壁和肠系膜淋巴结内大而致密的、融合的干酪样肉芽肿和抗酸杆菌染色阳性是肠结核的特征。不能除外肠结核时应行抗结核治疗。亦可做结核菌培养、血清抗体检测或采用结核特异性引物行聚合酶链反应(PCR)检测组织中结核杆菌DNA。

2.白塞病

推荐应用白塞病国际研究组的诊断标准:①反复发生口腔溃疡,过去12个月内发病不少于3次;②反复发生生殖器溃疡;③眼病;④皮肤病变;⑤皮肤针刺试验阳性(无菌穿刺针刺入患者前臂,24～48h出现直径>2mm的无菌性红斑性结节或脓疱)。确诊需有①加其他任意2项特征。

3.其他需鉴别的疾病

包括缺血性结肠炎、显微镜下结肠炎、放射性肠炎、转流性肠炎、药物性肠病(如NSAIDs)、嗜酸细胞性肠炎、恶性淋巴瘤和癌等。对于一些难以与克罗恩病鉴别的疾病,应密切随访观察。

4.溃疡性结肠炎与克罗恩病的鉴别

根据临床表现、内镜检查和组织学特征不难鉴别溃疡性结肠炎和克罗恩病。临床上前者为结肠性腹泻,常呈血性,口腔溃疡与腹部肿块少见;后者腹泻表现不定,常有腹痛和营养障碍,口腔溃疡、腹部肿块和肛门病变常见。内镜和影像学检查,前者为直肠受累,弥漫性、浅表性结肠炎症;后者以回肠或右半结肠多见,病变呈节段性、穿壁性、非对称性,典型者可见鹅卵石样改变、纵行溃疡和裂沟等。组织学上,前者为弥漫性黏膜或黏膜下炎症,伴浅层糜烂、溃疡;后者为黏膜下肉芽肿性炎症,呈节段性分布或灶性隐窝结构改变,近端结肠偏重等特征。对于结肠炎症性肠病一时难以区分溃疡性结肠炎与克罗恩病者,临床上可诊断为IBD类型待定(IBDU),观察病情变化。未定型结肠炎(IC)常为病理检查未能确诊时使用。抗中性粒细胞胞质抗体(ANCA)和酿酒酵母菌抗体(ASCA)检测有助于两者的鉴别。

六、治疗

1.治疗原则

(1)克罗恩病治疗目标与溃疡性结肠炎相同,为诱导和维持缓解,防治并发症,改善患者的生活质量。

(2)在活动期,诱导缓解治疗方案的选择主要依据疾病的活动性、严重度、病变部位以及治疗的反应和耐受性而决定。在缓解期必须维持治疗,防止复发。出现并发症应及时予以相应的治疗。

(3)与溃疡性结肠炎相比,克罗恩病有如下特点:①疾病严重程度与活动性判断不如溃疡性结肠炎明确;②临床缓解与肠道病变恢复常不一致;③治疗效果不如溃疡性结肠炎;④疾病过程中病情复杂多变。因此,必须更重视病情的观察和分析,更强调个体化的治疗原则。

(4)尽管相当部分的克罗恩病患者最终难免手术治疗,但术后复发率高,因此克罗恩病的基本治疗仍是内科治疗。应在治疗过程中慎重评估手术的价值和风险以及手术范围,以求在最合适的时间施行最有效的手术。

(5)所有克罗恩病患者必须戒烟,并注意包括营养支持、对症和心理治疗的综合应用。

(6)对重症患者均应采用营养支持治疗,可酌情给予要素饮食或完全肠外营养,以助诱导缓解。

2.内科治疗

克罗恩病治疗原则与溃疡性结肠炎相似,治疗方案略有不同。氨基水杨酸类药物应视病变部位选择,作用逊于溃疡性结肠炎,免疫抑制药、抗生素和生物制剂使用较为普遍。

(1)活动期的治疗

①回结肠型克罗恩病:a.轻度。口服足量的柳氮磺吡啶(SASP)或5-ASA 作为初始治疗,艾迪莎 20～30mg/(kg.d),分 2～3 次口服。有条件者口服布地奈德 9mg/d,则疗效更佳。b.中度。糖皮质激素作为初始治疗,也可用布地奈德。合并感染时加用抗生素,如甲硝唑 15mg/(kg·d),分 2 次服用。不推荐应用 5-ASA。c.重度。首先使用糖皮质激素,口服泼尼松或泼尼松龙 1～2mg/(kg·d),观察 7～10d,亦可直接静脉给药,静脉滴注氢化可的松 10mg/(kg·d)或甲泼尼龙 1～1.5mg/(kg·d),分次静脉给予。口服糖皮质激素 5mg 以上,持续 2 个月以上者应检查骨密度。对于激素依赖者,建议加用硫唑嘌呤(AZA)1.5～3mg/(kg·d)或 6-巯基嘌呤(6-MP)1～1.5mg/(kg·d)。美国食品药品监督管理局(FDA)建议,患者在接受硫唑嘌呤或 6-MP 前应进行 TPMT 基因型或表型检测,但仍应监测血常规。上述药物治疗无效或不能耐受者应对手术治疗进行评估,或有条件的可使用生物制剂,如英夫利昔,每次 5mg/kg。初始治疗有效但之后无效的,可考虑本品10mg/kg。

②结肠型克罗恩病:a.轻、中度,可选用 5-ASA 或柳氮磺吡啶。可在治疗开始即使用糖皮质激素。远段病变可辅以局部治疗,药物和剂量同回结肠型克罗恩病。b.重度,药物选择同重度回结肠型克罗恩病。

③小肠型克罗恩病:a.轻度,回肠病变可用足量的 5-ASA 控释剂;广泛性小肠克罗恩病,营养治疗作为主要治疗方法。b.中、重度,使用糖皮质激素(最好是布地奈德)和抗生素,推荐加用 AZA 或 6-MP,不能耐受者可改为甲氨蝶呤(MTX)17mg/m²。营养支持治疗则作为重要辅助治疗措施。如上述治疗无效,则考虑应用英夫利昔或手术治疗。

④其他:累及胃、十二指肠者治疗与小肠型克罗恩病相同,可加用质子泵抑制药;肛门病变,如肛瘘时抗生素为第一线治疗。AZA、6-MP、英夫利昔对活动性病变有疗效,或加用脓肿引流、皮下置管等;其

他部位瘘管形成者治疗与上述中、重度的诱导缓解方案相同,亦可考虑应用英夫利昔和手术治疗,具体方案需因人而异。

(2)缓解期的治疗:强调戒烟。首次药物治疗取得缓解者,可用5-ASA维持缓解。药物剂量与诱导缓解的剂量相同。反复频繁复发和(或)病情严重者,在使用糖皮质激素诱导缓解时,应加用AZA或6-MP,并在取得缓解后继续以AZA或6-MP维持缓解,不能耐受者改用小剂量MTX;使用英夫利昔诱导缓解者推荐继续定期使用以维持缓解。但最好与其他药物(如免疫抑制药)联合使用。上述维持缓解治疗用药时间与溃疡性结肠炎相同,一般为3~5年甚至更长。

(3)其他治疗:基于发病机制研究的进展,有多种免疫抑制药物,特别是新型生物制剂可供选择。亦可用益生菌维持治疗。中药方剂中不乏抗感染、止泻、黏膜保护、抑制免疫反应的多种药物,作为替换治疗,可辨证施治,适当选用。应注重对患者的教育,以提高治疗的依从性、早期识别疾病发作和定期随访。

3.手术治疗和术后复发的预防

(1)手术指征:手术治疗是克罗恩病治疗的最后选择,适用于积极内科治疗无效而病情危及生命或严重影响生存质量者,以及有并发症(穿孔、梗阻、腹腔脓肿等)需外科治疗者。

(2)术后复发的预防:克罗恩病病变肠道切除术后的复发率相当高。患者术后原则上均应用药预防复发。一般选用5-ASA。硝基咪唑类抗生素治疗克罗恩病有效,但长期使用不良反应多。AZA或6-MP在易于复发的高危患者中考虑使用。预防用药推荐在术后2周开始,持续时间不少于2年。

4.癌变的监测

小肠克罗恩病炎症部位可能并发癌肿,但不发生于结肠,应重点监测小肠。结肠克罗恩病癌变危险性与溃疡性结肠炎相近,检测方法相同。

第五节　肝脓肿

一、疾病概述

　　肝脓肿是溶组织阿米巴原虫或细菌感染所引起的肝组织内单个或多发的继发性化脓性病变。由细菌感染者称为细菌性肝脓肿,常见病原菌为大肠埃希菌和金黄色葡萄球菌,多继发于胆道系统、门静脉系统、肝动脉、腹内邻近器官的感染以及肝外伤后继发感染;由阿米巴原虫引起者称为阿米巴肝脓肿,多继发于阿米巴肠病。

二、临床特点

　　1.症状

　　阿米巴肝脓肿常伴有阿米巴痢疾或慢性腹泻史;细菌性肝脓肿可有菌血症、败血症、胆系感染等病史。

　　(1)发热:阿米巴肝脓肿呈不规则的长期发热,伴有恶寒、大汗,起病缓,中毒症状不明显;细菌性肝脓肿发病急,热度较高,呈弛张热型,常伴寒战,毒血症症状明显。多发性脓肿可伴黄疸。

　　(2)肝区疼痛:右上腹或右下胸疼痛,呈持续性。

　　2.体征

　　局部饱满,可有压痛,肝大,压痛、叩击痛,有时可见右下胸肋间隙水肿。

　　3.症状加重及缓解因素

　　加重因素:败血症或脓毒血症。

　　缓解因素:局限性单个脓肿外科引流。

　　4.并发症

　　肝脓肿可直接累及或破入右侧胸膜或肺,引起胸膜炎或肺炎;左侧肝脓肿可累及心包并发心包炎;破入腹腔可并发腹膜炎。

三、规范诊断

1.诊断标准

（1）阿米巴肝脓肿

病史:常伴有阿米巴痢疾或慢性腹泻史。

临床表现:不规则的长期发热,伴有恶寒、大汗、右上腹或右下胸疼痛,局部可有饱满及压痛,肝大而有压痛。

辅助检查:①实验室检查:白细胞数增加,嗜酸粒细胞增加较明显,粪便检查半数以上患儿可发现阿米巴滋养体或包裹。②X线检查:病侧膈肌升高,运动度受限,膈肌局部隆起者尤具诊断意义。③超声波检查:肝大,脓肿区出现液平段。④肝放射性核素扫描:可见局限性放射性缺损或密度减低。⑤肝脓肿穿刺液:呈红棕色(有继发感染时脓液呈黄白色)。

（2）细菌性肝脓肿

病史:可曾有疖肿或外伤感染致菌血症或败血症,或胆系感染,急性阑尾炎、肠炎所致门静脉系统感染,以及膈下脓肿等邻近器官炎症直接蔓延到肝。

临床表现:①寒战、高热,呈弛张热型,右上腹痛,伴食欲缺乏、乏力。②肝大,有明显触痛、叩击痛,有时可见右下胸肋间隙水肿。

辅助检查:①白细胞计数及中性粒细胞计数均增多。②超声波检查显肝内液平段。③X线检查肝右叶脓肿可见右膈升高,活动度受限,肝影增大,有时伴有反应性胸膜腔积液,左叶脓肿则伴有胃小弯受压征象。④肝穿刺有脓液,多为黄灰色或黄色,有臭味,作细菌学检查可确定致病菌。

2.疗效判定

治愈:脓肿消失,临床症状消失,辅助检查正常。好转:脓肿缩小,临床症状缓解,辅助检查有所好转。

四、医嘱处理

(一)接诊检查

1.血常规

白细胞数增多,可达$(20.0 \sim 30.0) \times 10^9 / L$,中性粒细胞或嗜酸粒细胞增加较明显。

2.粪便检查

阿米巴引起者,半数以上患儿可发现阿米巴滋养体或包囊。

3.X 线检查

患侧膈肌升高,运动度受限,膈肌局部隆起者尤具诊断意义。

4.超声波检查

肝大,脓肿区出现液平段,无清晰薄壁。

5.肝穿刺

可鉴别脓肿性质。阿米巴肝脓肿脓液呈红棕色,可找到阿米巴原虫;细菌性呈黄色或黄白色,有臭味,细菌培养阳性。

6.血培养

细菌性肝脓肿可呈阳性。

(二)规范处理

1.一般治疗

卧床休息,加强营养,补充热量、蛋白质及维生素等,必要时可少量输血。

2.病因治疗

(1)抗生素治疗:对细菌性肝脓肿,选用敏感抗生素治疗,对病原未明者,可选用两种抗生素联合应用,再根据药敏结果进行调整。往往需要多种有效药物交替长时间使用,一般用到 8 周,或热退后 2～3 周。

(2)抗阿米巴原虫治疗:甲硝唑 35～50mg/(kg·d),分 3 次口服,

10d 为 1 疗程。也可选用磷酸氯喹,剂量为 20mg/(kg·d),分 2 次口服,连服 2d,以后减为 10mg/(kg·d),1 次服,连服 2 周以上。

3.外科治疗

(1)穿刺引流:脓肿较大者应穿刺引流,尤其适用于单个脓肿。穿刺点应选择肋间隙饱满、压痛最明显的部位,或根据超声波定位。如脓液黏稠,可注入生理盐水冲洗,以利排脓。

(2)切开引流:对于巨大脓肿、反复积脓的脓肿、局部胀痛明显或全身中毒症状严重的脓肿,脓肿已破或有穿破可能,引流不畅或无效者,应切开引流。

(三)注意事项

血源性肝脓肿可发生弥漫性肝内化脓性感染,不宜外科治疗,以药物治疗为主,广泛感染治疗时间较长,应加强一般支持治疗。

五、诊治进展

螺旋 CT 的应用提高了对细菌性肝脓肿诊断水平。CT 检查可显示为圆形或类圆形低密度灶,巨大脓肿形态不规则;病灶边缘模糊或清晰,增强扫描时病灶边缘相对清晰;可见"环靶征",单环代表脓肿壁,双环中的内环为脓肿壁,外环为周围水肿带,三环中的内环由炎症组织构成,中环为脓肿壁的外层纤维组织,外环为水肿带;病灶内可有积气;可见簇状征,平扫病灶呈簇状或蜂窝状低密度影,边缘清晰或不清晰;病灶周边肝内胆管可有扩张。

第五章 泌尿系统疾病

第一节 尿路感染

一、疾病概述

尿路感染(UTI),是由细菌直接侵入尿路而引起的炎症。感染可累及上、下泌尿道,因定位困难统称为尿路感染。症状上分为急性及慢性两种。①急性尿路感染是指病程在6个月内者。症状因年龄及感染累及部位而异。年长儿与成人相似,年龄越小全身症状越明显,局部排尿刺激症状多较轻或易被忽视。②慢性尿路感染指病程6个月以上,病情迁延者。症状轻重不等,可从无明显症状直至肾衰竭(首先出现浓缩功能受损)。小儿时期反复感染者,多伴有泌尿系结构异常,应认真查找原因,解除先天性梗阻,防止肾损害及瘢痕形成。

二、临床特点

1.症状

(1)全身症状:新生儿期及婴幼儿期以全身症状为主,症状轻重不等,如发热、吃奶差、苍白、呕吐、腹泻、腹胀等非特异性表现。多数小儿可有生长发育停滞、体重增长缓慢。部分病儿可有抽风、嗜睡,有时可见黄疸。儿童期下尿路感染时全身症状多不明显。但上尿路感染时全身症状多较明显,表现为发热、寒战、全身不适、可伴腰痛。

（2）膀胱刺激征：新生儿期一般局部排尿症状多不明显。婴幼儿期尿频、尿急、尿痛等排尿症状随年龄增长逐渐明显。表现为排尿时哭闹，尿频或有顽固性尿布疹。儿童期下尿路感染时多仅表现为尿频、尿急、尿痛等尿路刺激症状，有时可有终末血尿及遗尿。但上尿路感染时可伴有排尿刺激症状。部分病人可有血尿，但蛋白尿及水肿多不明显。一般不影响肾功能。

2.体征

儿童期上尿路感染可伴肾区叩击痛、肋脊角压痛。

3.症状加重及缓解因素

加重因素：使用尿布、男婴包皮、免疫力低下患者、尿路梗阻或畸形等。

缓解因素：休息、多饮水等。

4.并发症

肾瘢痕、败血症、肾周围脓肿、反应性关节炎等。

三、规范诊断

（一）诊断术语

1.肾盂肾炎

是由于细菌感染导致的肾脏和肾盂的炎症。"慢性肾盂肾炎"的概念限于肾盂的炎症、肾实质纤维化和相关的肾盂肾盏变形。

2.膀胱炎

是只局限于膀胱的炎症。

（二）诊断标准

本诊断标准经第二届全国肾脏病学术会议讨论通过。

1.尿路感染

1985年第2届全国肾脏病学术会议讨论通过的尿路感染诊断标准为：①正规清洁中段尿（要求尿停留在膀胱中4～6h以上）细菌定量培

养,菌落数≥10^5/ml。②参考清洁离心中段尿沉渣白细胞数>10/HFP,或有尿路感染症状者。具备①、②可以确诊。如无②则应再作尿细菌计数复查,如仍≥10^5/ml且两次细菌相同者,可确诊,或③作膀胱穿刺尿培养,如细菌阳性亦可确诊。④没有条件作细菌培养计数,可用治疗前清晨清洁中段尿(尿停留于膀胱4～6h以上)正规方法的离心尿沉渣革兰染色找细菌,如细菌>1/HFP,结合临床尿感症状,亦可确诊。⑤尿细菌数在10^4～10^5/ml者,应复查,如仍为10^4～10^5/ml,可结合临床表现或作膀胱穿刺尿培养确诊。

2.上、下尿路感染的鉴别

具备了上述尿路感染标准,兼有下列情况者:①尿抗体包裹细菌检查阳性者,多为肾盂肾炎,阴性者多为膀胱炎。②膀胱灭菌后的尿标本细菌培养结果阳性者为肾盂肾炎,阴性者为膀胱炎。③参考临床症状,有发热(>38℃)或腰痛、肾区叩压痛或尿中白细胞、管型者,多为肾盂肾炎。④经治疗后,症状已消失,但又复发者多为肾盂肾炎(多在停药后6周内);用单剂量抗菌药治疗无效,或复发者多为肾盂肾炎。⑤经治疗后,仍有肾功能不全表现,能排除其他原因所致者;或X光肾盂造影有异常改变者为肾盂肾炎。

3.急、慢性肾盂肾炎的鉴别

①尿路感染病史在1年以上,经抗菌治疗效果不佳,多次尿细菌定量培养均阳性或频繁复发者,多为慢性肾盂肾炎。②经治疗症状消失后,仍有肾小管功能(尿浓缩功能等)减退,能排除其他原因所致者,为慢性肾盂肾炎。③X线造影证实有肾盂肾盏变形,肾影不规则甚至缩小者为慢性肾盂肾炎。

4.尿道综合征(尿频——排尿困难综合征),应具备下列三条

①女性患儿有明显的排尿困难、尿频,但无发热、白细胞增高等全身症状。②多次尿细菌培养,菌落数<10^5/ml。③尿中白、红细胞增加不明显,<10/HP。

5.尿路感染复发应具备下列两条

①经治疗症状消失,尿菌阴转后在 9 周内症状再现。②尿细菌数 $\geqslant 10^5/ml$,且菌种与上次相同(菌种相同而且为同一血清型,或药敏谱相同)者。

6.重新发生的尿路感染(再感染),应具备下述两条

①经治疗后症状消失,尿菌阴转后,症状再现(多在停药 6 周后)。②尿菌落数 $\geqslant 10^5/ml$,但菌种(株)与上次不同者。

四、疗效判定

临床治愈:临床症状消失,尿常规及镜检正常,尿培养菌落数 $<10/ml$。

有效:原临床症状明显好转,尿常规白细胞(+)~(++),尿培养菌落数 $<10^5/ml$。

无效:临床症状仍然存在,其他检查有任何一项为阳性的。

复发:是指尿路感染经治疗后菌尿转阴,但在停药后 6 周内复发,致病菌与先前相同。

再感染:是指经治疗后症状消失,菌尿转阴,但于停药后症状再现,菌落计数 $>10^5/ml$,但菌种(株)与前次不同。

五、医嘱处理

(一)接诊检查

1.血液检查

急性上 UTI 常有血白细胞总数和中性粒细胞比例增高,血沉增快,C 反应蛋白增高。下尿路 UTI 上述实验指标常正常。细菌黏附试验抗体升高。

2.尿液检查

(1)尿培养:目前最常用清洁中段尿培养,诊断标准是菌落数 $>$

$10^5/ml$。必要时可采用耻骨上膀胱穿刺、输尿管导管法等方法留取尿标本。

（2）尿常规：清洁中段尿沉渣中 WBC＞5 个/HP，有时可见成堆白细胞、白细胞管型及蛋白尿；亚硝酸盐还原试验阳性。

（3）尿沉渣涂片镜检：采用新鲜的清洁中段尿沉渣涂片作革兰染色用油镜找细菌，如平均每个视野≥1 个细菌，即为有意义的细菌尿。

3.尿酶的检测

肾盂肾炎患者尿乳酸脱氢酶（LDH）活性升高，尿 β-葡萄糖醛酸酶活性比下 UTI 者高。白细胞酯酶检测阳性。

4.肾功能试验

尿浓缩功能减退可作为急性肾盂肾炎定位诊断的参考指标。

5.其他

多数指南中推荐对所有 2 岁以下的儿童进行超声（USG）和排泄性膀胱尿道造影（VCUG）、同位素肾静态显像（DMSA）检查。对于超过 5 岁或 7 岁的年长女孩，行肾脏和尿路 B 超及腹平片 KUB、静脉肾盂造影（IVP）。

（二）规范处理

1.抗生素治疗

应早期积极应用抗菌药物治疗。药物选择一般根据：①感染部位：对上尿路感染应选择血浓度高的药物，而下尿路感染则应选择尿浓度高的药物，如呋喃类或磺胺。②感染途径：对上行性感染，首选磺胺类药物，血行性感染多用青霉素类、氨基苷类（年长儿）或头孢菌素类单独或联合治疗。③根据尿培养及药敏试验结果，同时结合临床疗效选用抗生素。④药物的抗菌能力强，抗菌谱广。最好能用强杀菌药，且不易使细菌产生耐药菌株；药物在肾组织、尿液、血液中都应有较高的浓度。⑤肾损害少的药物。

急性初次感染经以下药物治疗，症状多于 2～3d 内好转、菌尿消失。如治疗 2～3d 症状仍不见好转或菌尿持续存在,多表明细菌对该药可能耐药,应及早调整,必要时可两种药物联合应用。

(1)氨苄西林、头孢菌素:均为广谱抗生素,有较好抑菌作用,常用于尿感的治疗。新生儿和婴儿用氨苄西林 75～100mg/(kg·d)静脉滴注,加对 G 菌有效的一种抗生素,连用 10～14d。>1 岁的小儿用氨苄西林 100～200mg/(kg·d),分 2～3 次静脉滴注,也可用头孢曲松钠 50～75mg/(kg·d)静脉滴注,疗程 10～14d。

(2)磺胺药:因其对大多数大肠埃希菌有较强抑菌作用,尿中溶解度高,不易产生耐药性,价格便宜常为初次感染首选药物。常用药物为磺胺甲基异噁唑(SME),多与增效药甲氧苄啶(TMP)联合应用(即复方磺胺甲噁唑)。其剂量为 50mg/(kg·d)分 2 次服。一般疗程为 1～2周。为防止在尿中形成结晶应多饮水,肾功能不全时慎用。

(3)呋喃妥因:抑菌范围广,对大肠埃希菌效果显著,不易产生耐药性。剂量为 8～10mg/(kg·d),分 3 次口服。易致胃肠反应,宜在饭后服用。亦可配合 TMP 使用。对顽固性感染需 3～4 个月连接治疗时更宜选用呋喃妥因。

(4)诺氟沙星(氟哌酸):为喹诺酮类全合成广谱抗菌药物,对革兰阴性、阳性菌增色有较强抗菌作用。剂量 5～10mg/(kg·d),分 3～4次口服。因其抗菌作用较强,长期应用可导致菌群失调,使用时应注意。一般不用于幼儿。

(5)吡哌酸:对大肠埃希菌引起的尿感,因其尿排出率高,疗效显著。适用于各种类型尿感。用量 30～50mg/(kg·d),分 3～4 次口服。不良反应少,可有轻度胃部不适。幼儿慎用。

(6)卡那霉素、庆大霉素虽有较好抑菌作用,但因其肾毒性较大,且对听力也有不良影响,使用时应慎重。

2.对症处理

(1)急性膀胱炎和尿道炎:抗菌药 3d 疗程;或大剂量抗菌药 1 次

(单剂)疗程。首选增效磺胺甲噁唑,$25\sim50mg/(kg\cdot d)$,分 2 次口服;呋喃妥因,$8\sim10mg/(kg\cdot d)$,分 3 次口服;碳酸氢钠,每次 $0.1\sim1g$,$3/d$。

(2)急性肾盂肾炎:①选择有效抗菌药,用常规剂量作 2 周疗程。给药后如症状于 $48\sim72h$ 内无明显好转者,或尿菌阳性者,应另选有效药物治疗。②疗程结束后 $5\sim7d$ 复查尿菌,如仍阳性,则换另一种有效抗菌药,治疗 2 周。然后再作尿菌复查。

(3)慢性肾盂肾炎:①首先应寻找不利因素(如尿路结石、畸形、尿道颈梗阻、前列腺炎、尿道内炎症病灶、膀胱输尿管反流等),并设法纠正。②根据药敏谱选择有效抗生素 $1\sim2$ 种,单独或联合治疗 2 周,停药 1 周后复查。如尿菌仍阳性,则可另选有效药物治疗 2 周。如经 3 个疗程,症状虽减退,但尿菌仍阳性者,可改用抑菌疗法。③抑菌疗法,选择有效的抗菌药,每晚睡前排空膀胱后服 1 个剂量抗菌药。如复方磺胺甲噁唑 2 片或呋喃妥因 0.1g 或多西环素 0.1g,增效磺胺(TMP)0.1g 等,连续 $3\sim6$ 个月,必要时可服 1 年,以抑制尿中细菌大量繁殖,控制尿感发作。据报道经 $3\sim6$ 个月,有 60% 的尿菌可阴转。④支持身体的抗病能力,可按中医辨证治疗。

(4)无明显发热腰痛等表现的尚未作定位的尿路感染:①单剂大量 1 次疗法。如为膀胱炎则大部分可治愈。②如单剂量治疗不能控制,则多数为肾盂肾炎,可选择恰当的药物,给予 2 周的治疗。

3.尿路结构异常治疗

及时矫正先天性尿路畸形,对伴发梗阻、结石、反流等情况者应给予相应治疗。包茎严重儿宜早期手术。如能早期矫治可减少肾损害。

(三)注意事项

1.急性感染时应卧床休息,多饮水,勤排尿,减少细菌在膀胱内停留时间。女孩应注意外阴部清洁,积极治疗蛲虫。增强免疫力,改善不良习惯。

2.疗程问题:急性感染时如所选用抗生素对细菌敏感,一般 10d 疗程可使绝大多数病人感染得到控制,如不伴发热者 5d 疗程可能已足够。痊愈后应定期随访 1 年或更长。因为多数再发是再感染所致.因此不主张对所有病人均采用长程疗法。具体建议如下:①对不经常再发者,再发后按急性处理;②反复再发者,急性症状控制后可用磺胺甲噁唑、呋喃妥因、吡哌酸或诺氟沙星中的一种,小剂量(治疗量的 1/4～1/3)每晚睡前服用 1 次,疗程可持续 3～6 个月。对反复多次感染或肾实质已有不同损害者,疗程可延长至 1～2 年。为防止耐药菌株产生,可采用联合用药或轮替用药,即每种药物用 2～3 周后轮换使用,以提高疗效。

3.小儿尿路感染约半数可伴有各种诱因,特别在慢性或反复再发的尿感多合并尿反流或先天性尿路结构异常,必须积极查找,尽早治疗,防止肾实质损害。

六、诊治进展

留置尿管的病人给予膀胱冲洗并不能够达到预防尿路感染的目的,不应列入留置尿管病人的常规护理。留置尿管的病人预防尿路感染的关键是要遵守严格的无菌技术操作,加强留置尿管后尿道口的局部清洁消毒护理,鼓励患者多饮水,以达到内冲洗的目的,才是减少细菌进入尿道,预防尿路感染的有效措施。

目前国外不少学者提出 ^{99m}Tc-DMSA 肾静态显像是检测急性肾盂肾炎最有实用价值和最可靠的方法。

第二节 急性肾小球肾炎

急性肾小球肾炎(AGN)简称急性肾炎,是指一组病因不一、临床表现为急性起病、多有前驱感染、以血尿为主、伴不同程度蛋白尿、水肿、高血压或肾功能损害等特点的肾小球疾病。急性肾小球肾炎可分为急性链球菌感染后肾小球肾炎（APSGN）和非链球菌感染后肾小球肾炎。

一、病因

1.急性链球菌感染后肾小球肾炎

有调查显示,急性肾小球肾炎中抗"O"升高者占 61.2％。乙型溶血性链球菌感染后肾炎的发生率一般在 0～20％,急性咽炎感染后肾炎发生率为 12％～15％,脓皮病与猩红热后发生肾炎者占 1％～2％。

2.非急性链球菌感染后肾小球肾炎

①细菌感染,如金黄色葡萄球菌、肺炎球菌、伤寒杆菌、流感杆菌等;②病毒感染,如乙肝病毒、巨细胞病毒、水痘病毒、EB 病毒等;③其他病原体,如肺炎支原体、梅毒螺旋体、疟疾虫、弓形虫等。

二、临床表现

急性肾小球肾炎临床表现轻重悬殊,轻者全无临床症状,仅发现镜下血尿;重者可呈急进性过程,短期内出现肾功能不全。

1.前驱感染

90％的病例在 1～3 周前有链球菌的前驱感染,以呼吸道及皮肤感染多见。

2.水肿

70％的病例有水肿,一般仅累及眼睑及颜面部。

3.血尿

50％～70％的患者有肉眼血尿,持续 1～2 周即转为镜下血尿。

4.蛋白尿

程度不等。有 20％的病例可达肾病水平。

5.高血压

30％～80％的病例有血压增高。

6.尿量减少

肉眼血尿严重者可伴有排尿困难。

7.严重表现

少数患儿在疾病早期(2周之内)循环严重充血、高血压脑病及急性肾功能不全等严重症状。

8.非典型表现

(1)无症状性急性肾小球肾炎:仅有镜下血尿或仅有血 C_3 降低而无其他临床表现。

(2)肾外症状性急性肾小球肾炎:水肿、高血压明显,甚至有严重循环充血及高血压脑病,此时尿改变轻微或尿常规检查正常,但有链球菌前驱感染和血 C_3 水平明显降低。

(3)以肾病综合征表现的急性肾小球肾炎:以急性肾小球肾炎起病,但水肿和蛋白尿突出,伴轻度高胆固醇血症和低蛋白血症,临床表现似肾病综合征。

三、辅助检查

1.尿液检查

尿蛋白可在＋～＋＋＋,且与血尿的程度相平行,尿镜检除多少不等的红细胞外,可有透明、颗粒或红细胞管型,疾病早期可见白细胞和上皮细胞。

2.血液检查

外周血白细胞一般轻度升高或正常,红细胞沉降率加快,抗链球菌溶血素 O(ASO)往往增加,3～6个月恢复正常。80%～90%的患者血清 C_3 下降,94%的病例至第8周恢复正常。部分患者血尿素氮和肌酐可升高,持续少尿、无尿者,血肌酐升高,内生肌酐清除率降低,尿浓缩功能也受损。

四、鉴别诊断

1.IgA 肾病

通常上呼吸道感染后 1～2d 即出现血尿,多不伴有水肿和高血压,无补体下降,肾活检可鉴别。

2.慢性肾炎急性发作

既往病史,生长发育迟缓,有夜尿、贫血、肾功能异常,持续低比重尿,B 超示双肾体积缩小。

3.膜增生性肾炎

常有显著蛋白尿,补体持续下降,慢性病程,肾活检可鉴别。

4.急进性肾炎

病程持续,肾功能进行性恶化。肾活检可鉴别。

5.原发性肾病综合征

通常水肿,低蛋白血症和高脂血症明显,补体不下降。可通过一段时间的随诊观察鉴别,如仍难鉴别可肾活检。

五、治疗

本病无特异治疗。主要治疗原则为对症处理,清除残留感染病灶,防止急性期并发症,保护肾功能以待自然恢复。

1.控制感染

有链球菌感染时积极治疗链球菌感染,首选青霉素治疗 10～14d,对青霉素过敏的患儿可改用大环内酯类药物。

2.休息

急性期需卧床 2～3 周,直到肉眼血尿消失、水肿减退、血压正常,即可下床做轻微活动。

3.饮食

对有水肿、高血压者应限盐及水。水分一般以不显性失水加尿量计算。有氮质血症者应限蛋白,可给优质动物蛋白 0.5g/(kg·d)。

4.对症治疗

(1)利尿:经控制水、盐入量仍水肿、少尿者可用氢氯噻嗪 1～2mg/(kg·d),分 2～3 次口服。无效时需用呋塞米,口服剂量为 2～5mg/(kg·d),注射剂量为每次 1～2mg/kg,每日 1～2 次。

(2)降压:凡经休息、控制水盐摄入、利尿而血压仍高者均应给予降压药。硝苯地平开始剂量为 0.25mg/(kg·d),最大剂量为 1mg/(kg·d),分 3 次口服。在成年人,此药有增加心肌梗死发生率和病死率的危险,一般不单独使用。氨氯地平[0.1～0.2mg/(kg·d)]及非洛地平等。若肾功能正常,可选用 ACEI 制剂。福辛普利,12 岁以上 10mg/d;8～11 岁 7.5mg/d;3～7 岁 5mg/d。

六、并发症及处理

1.严重循环充血

(1)矫正水、钠潴留,恢复正常血容量,可使用呋塞米注射。

(2)表现有肺水肿者除一般对症治疗外可加用硝普钠,5～20mg 加入 5%葡萄糖液 100ml 中,以 1μg/(kg·min)速度静脉滴注,用药时严密监测血压。

(3)对难治病例可采用腹膜透析或血液滤过治疗。

2.高血压脑病

原则为选用降压效力强而迅速的药物。首选硝普钠,用法同上。有惊厥者应及时止痉。

3.急性肾衰竭

利尿,纠正水、电解质紊乱,必要时血液净化治疗。

第三节　慢性肾小球肾炎

一、疾病概述

慢性肾小球肾炎(CGN),是由多种病因引起的一组渐进性、免疫性炎症性、原发性肾小球疾病。多具有起病缓慢或隐匿,病情迁延、病程较长,有不同程度的蛋白尿、血尿及管型尿,伴或不伴水肿、高血压和不同程度的肾功能减退等临床特点。

二、临床表现

1.病史

少数由急性肾炎病史迁延 1 年以上发展为慢性,大部分无肾炎病史和前驱症状,呈隐袭起病。

2.症状

(1)水肿:轻者仅晨起眼睑及面部微肿,午后下肢略有水肿,经过适当休息后短期内可以消退。

(2)无症状蛋白尿和(或)血尿、管型尿,或仅出现多尿及夜尿。

(3)氮质血症及尿毒症,是肾脏病晚期综合征,主要表现是呕恶、纳呆、腹泻或便秘、乏力、恶心、易吐、皮肤瘙痒等。

3.体征

(1)氮质血症及尿毒症的体征:面色苍白、生长发育迟缓、口中有尿味、皮肤尿素霜等。

(2)水肿:晨起眼睑及面部水肿,午后下肢略有凹陷性水肿。

(3)高血压。

4.加重或缓解因素

加重因素:感染、过劳。

缓解因素:休息。

5.并发症

肾功能不全。

三、诊断要点

(一)诊断术语

1.一般根据临床表现不同,分为以下五个亚型

(1)普通型:较为常见。病程迁延,病情相对稳定,多表现为轻度至中度的水肿、高血压和肾功能损害。尿蛋白(+)~(+++),离心尿红细胞>10个/高倍视野和管型尿等。病理改变以系膜增殖局灶节段系膜增殖性和膜增殖、肾小球肾炎为多见。

(2)肾病型:除具有普通型的表现外,主要表现为肾病综合征,24h尿蛋白定量>0.1g/kg,血清白蛋白低于30g/L,水肿一般较重和伴有或不伴高脂血症。病理分型以微小病变、膜性、膜增殖、局灶性肾小球硬化等为多见。

(3)高血压型:除上述普通型表现外,以持续性中等度血压增高为主要表现,特别是舒张压持续增高,常伴有眼底视网膜动脉细窄、迂曲和动、静脉交叉压迫现象,少数可有絮状渗出物和(或)出血。病理以局灶节段肾小球硬化和弥漫性增殖为多见或晚期不能定型或多有肾小球硬化表现。

(4)混合型:临床上既有肾病型表现又有高血压型表现,同时多伴有不同程度肾功能减退征象。病理改变可为局灶节段肾小球硬化和晚期弥漫性增殖性肾小球肾炎等。

(5)急性发作型:在病情相对稳定或持续进展过程中,由于细菌或病毒等感染或过劳等因素,经较短的潜伏期(多为1~5d),而出现类似

急性，肾炎的临床表现，经治疗和休息后可恢复至原先稳定水平或病情恶化，逐渐发生尿毒症；或是反复发作多次后，肾功能急剧减退出现尿毒症一系列临床表现。病理改变以弥漫性增殖、肾小球硬化基础上出现新月体和（或）明显间质性肾炎。

2.按病理类型分类

（1）膜增生性肾炎：又称低补体肾炎。多见于学龄儿童及青少年，女多于男。起病方式有①急性肾炎综合征；②反复发作的肉眼血尿；③以肾病综合征起病；④少数是尿常规过筛检查中发现尿异常［蛋白尿和（或）血尿］，而当时全身症状尚不明显。病程迁延。病程早期即有高血压，肾功能减退者预后差。贫血相对较重。最终大多出现慢性肾功能不全。对常规皮质激素治疗常不敏感，有时还发生高血压脑病。

（2）局灶性节段性肾小球硬化：多以肾病综合征起病，部分为无症状蛋白尿，1/3～1/2起病时即有血压高、血尿和血肌酐增高。表现为肾病者多呈激素耐药或初为激素敏感，多次复发后转呈激素耐药。病程一般呈进行性恶化。

（3）膜性肾病：原发性者在小儿少见，多数表现为肾病综合征，少数为无症状蛋白尿。蛋白尿为非选择性，常伴镜下血尿，早期一般不伴高血压和肾功能不全。预后在小儿较成年者相对好。

（4）硬化性肾小球肾炎：一部分有急性肾炎史，其后或迁延不愈，或经无症状阶段后又发，也可隐匿起病，多伴有高血压和肾功能减退。可于上呼吸道感染后急剧加重。

（5）系膜增生性肾炎：临床上或为急性肾炎后迁延不愈，或为血尿和（或）蛋白尿，或肾病综合征起病。虽病程迁延，但真正进入慢性肾功能不全者为少数，多表现为迁延性肾炎。

（二）诊断标准

1.诊断标准

典型病例诊断不难，具有蛋白尿、血尿（相差显微镜检多见多形态改变的红细胞)、高血压、水肿、肾功能不全等肾小球肾炎临床表现,病程持续 1 年以上,除外继发性肾小球肾炎引起者,应考虑本病。

诊断标准(1985 年第二届全国肾脏病学术会议讨论修正):

(1)起病缓慢,病情迁延,时轻时重,肾功能逐步减退,后期可出现贫血、视网膜病变及尿毒症。

(2)有不同程度的蛋白尿、血尿、水肿及高血压等表现,轻重不一。

(3)病程中可因呼吸道感染等原因诱发急性发作,出现类似急性肾炎的表现。也有部分病例可有自动缓解期。

(4)根据临床表现可进一步区分为①普通型:有肾炎的各种症状,但无突出表现。②高血压型:除一般肾炎症状外,还有高血压的突出表现。③急性发作型:在慢性过程中出现急性肾炎综合征表现。

凡具有上述临床表现,持续 1 年以上者,均应考虑本病。肾穿刺活组织检查不仅有助于确诊,而且能估计预后指导治疗。

2.疗效判定

根据卫生部 2002 年制定的疗效判断标准。完全缓解:症状及阳性体征完全消失,尿蛋白及尿红细胞持续转阴。肾功能恢复或保持正常,持续 3 个月以上。基本缓解:症状及阳性体征基本消失,尿蛋白及尿红细胞较治疗前减少≥50%。肾功能恢复和(或)保持正常,或 SCr 较基础值无变化或升高<50%,持续 3 个月以上。有效:症状及阳性体征明显好转,尿蛋白红细胞较治疗前减少≥25%。肾功能改善持续 3 个月以上。SCr 较基础值升高<100%。无效:临床表现与实验室检查无改善。

四、医嘱处理

(一)接诊检查

1.肾功能及血生化检查

有一些病理类型如分叶性肾小球肾炎,其小球滤过率并不降低。

在疾病的晚期除小球滤过率降低外,肾小管功能也受损害,酚红排泄试验、尿浓缩及稀释功能都减退,与此同时出现电解质紊乱,经常有酸中毒,血钙降低,但很少出现低钾血症。

2.血常规

轻度贫血是很常见的,血色素与红细胞成比例下降,较严重的贫血只有在肾衰竭时才出现。

3.尿液检查

尿常规可见中等或中等以上程度的蛋白尿。尿蛋白电泳常常表现为非选择性蛋白尿(即尿中出现除白蛋白以外的其他大、中、小分子的蛋白质)。一般患儿尿中蛋白量的多少对预后并无意义。相差显微镜检查可见变(畸)形红细胞血尿,提示肾小球源性血尿。一般来说,尿中红细胞增多反映疾病在活动期。尚可有管型尿,且根据患儿蛋白尿的严重程度与肾功能损害程度,可有少尿或多尿的变化,尿比重和尿渗透压亦随病情出现变化。

(二)规范处理

治疗原则是:祛除已知病因,保护肾脏,避免和预防诱发因素,对症治疗。

1.激素、免疫抑制药治疗

(1)普通型:高血压不明显者,可用甲泼尼龙冲击疗法。

(2)肾病型:除用甲泼尼龙冲击疗法外,可用泼尼松长程治疗,剂量每日 2mg/kg,每日晨 8 时顿服,持续 4～8 周后改隔日顿服,4 周后,再酌情减量至维持量 0.5～1mg/kg,隔日顿服,总疗程 2 年以上。

(3)膜性增殖性肾炎:长期泼尼松治疗,1.5～2mg/kg,隔日早晨顿服,持续 5～23 个月,以后减量至 0.4～1mg/kg,隔日顿服,间断逐加用一些免疫抑制药,如环磷酰胺或氮芥,持续治疗 3～9 年。

2.对氮质血症处理

(1)控制高血压:常用药物为卡托普利(开博通)1.5～2mg/(kg·d),

分 2～3 次;或依那普利 10mg,每日 1 次。

(2)高尿酸血症的处理:少数慢性肾炎氮质血症患儿并发高尿酸血症。血尿酸增高与内生肌酐清除率降低并不呈比例,说明高尿酸血症不是氮质血症的结果,使用别嘌醇降低血尿酸可改善肾功能,但剂量宜小,用药时间要短,减药要快。不宜用增加尿酸排泄的药物。

(3)抗凝治疗:联合应用肝素 50～80mg/d 和尿激酶 2 万～8 万 U/d 静脉滴注(2～8 周)。

(三)注意事项

患儿无明显水肿、高血压,血尿和蛋白尿不严重,无肾功能不全表现,可以自理生活,甚至可以从事轻微劳动,但要防止呼吸道感染,切忌劳累,勿使用对肾脏有毒性作用的药物。有明显高血压、水肿者或短期内有肾功能减退者,应卧床休息,并限制食盐的摄入量至 2～3g。对尿中丢失蛋白质较多,肾功能尚可者,宜补充生物效价高的动物蛋白,如鸡蛋、牛奶、鱼类和瘦肉等,已有肾功能减退者(内生肌酐清除率在30ml 次/min 左右),应适量限制蛋白质在 30g 左右,必要时加口服适量必需氨基酸。

五、诊治进展

近年来主张不仅是要治疗全身性高血压,还要控制肾小球局部的高血压,即解决其高灌注、高滤过问题。对此除控制饮食蛋白还主张应用卡托普利或其他转换酶抑制药及钙通道阻滞药,对延缓进展有效。血管肾张素转化酶抑制药可降低肾小球内压,改善 GBM 的通透性,抵制系膜增生等,可减少尿蛋白,保护肾功能,延缓各种肾脏疾病的进展。

第四节　急性肾衰竭

急性肾衰竭(ARF)是指由于肾自身和(或)肾外各种原因引起的急

性肾损害,临床以在数小时或数日内急剧肾功能减退,出现氮质血症,水、电解质紊乱和代谢性酸中毒为特征的一组综合征。ARF 依发病机制分为肾前性、肾性、肾后性三大类,以肾实质性肾衰竭最常见,而急性肾小管坏死(ATN)又占实质性肾衰竭的 75%,故狭义的 ARF 就是指 ATN。

一、病因

ARF 的病因一般可分为三大类:肾前性,肾实质性和肾后梗阻性。

1.肾前性肾衰竭

(1)真性血容量下降:①出血、严重脱水(腹泻、呕吐、胃肠道丢失)、鼻胃管引流;②第三腔隙体液增多(败血症、烧伤、创伤、肾病综合征、毛细血管渗漏综合征);③中枢或肾性尿崩症;④钠盐丢失(肾性或肾上腺疾病);⑤药物相关性利尿或渗透性利尿。

(2)有效血容量下降:①充血性心力衰竭、心脏压塞、心包炎;②肝衰竭。

2.肾实质性肾衰竭

(1)急性肾小管坏死:①缺血缺氧性损伤,由肾前性肾损伤因素发展而致;②药物及外源性毒素,肾毒性抗生素、肾毒性抗癌化合物、非甾体类抗炎药物、血管紧张素转化酶抑制药、血管紧张素 Ⅱ 受体拮抗药、氟化合物麻醉药、造影剂、重金属、有机溶剂、蜂蜇毒、蛇毒、鱼胆;③内源性毒素,如溶血性尿毒症综合征、血管内溶血(血红蛋白尿),横纹肌溶解症、挤压综合征(肌红蛋白尿),肿瘤溶解综合征(尿酸)。

(2)重症肾小球肾炎:急性肾炎、急进性肾炎、过敏性紫癜肾炎、狼疮肾炎。

(3)急性间质性肾炎:药物相关性、感染相关性、特发性。

(4)肾血管疾病:肾皮质坏死,肾动脉、静脉血栓形成或栓塞,结节性多动脉炎。

(5)先天性肾疾病：肾发育异常、多囊肾疾病（婴儿型多囊肾、多囊性肾发育不良）。

3.肾后梗阻性肾衰竭

尿道梗阻（后尿道瓣膜）、孤立肾尿道梗阻、双侧输尿管梗阻。

二、临床表现

小儿 ARF 的临床表现可有 3 种类型：①少尿型 ARF，以少尿或无尿为特点；②非少尿型 ARF，无明显少尿表现，但肾小球滤过率迅速下降，血肌酐、血尿素氮迅速升高；③高分解代谢型 ARF，每日血尿素氮上升≥14.3mmol/L，血肌酐上升≥177μmol/L，K^+ 上升 1～2mmol/L，血清 HCO_3^- 下降≥21mmol/L。临床常见少尿型 ARF，临床经过可分为 3 期。

1.少尿期

有少尿或无尿，氮质血症，水过多（体重增加、水肿、高血压、肺水肿、脑水肿），电解质紊乱（高钾血症、低钠血症、高磷血症、低钙血症，少数表现为低钾血症），代谢性酸中毒，并出现循环系统、神经系统、血液系统等多系统受累的表现。少尿期一般持续 1～2 周，长者可达 4～6周，持续时间越长，提示肾损害越重。持续少尿＞15d 或无尿＞10d 者，往往预后不良。

2.利尿期

尿量逐渐或急剧增多（24h 尿量＞250ml/m^2），水肿减轻，早期氮质血症未见改善，甚或继续升高，后期肾功能逐渐恢复。由于大量排尿，可出现脱水、低钠血症和低钾血症。此期一般持续 1～2 周，长者可达 1个月。

3.恢复期

利尿期后，尿量恢复正常，氮质血症消失，但肾小管的浓缩功能需要数月才能完全恢复。一些患儿遗留不可逆性的肾功能损害。此期患儿可表现为虚弱无力、消瘦、营养不良和免疫力低下等。

药物所致的 ARF 多为非少尿型的,较少尿型 ARF 症状轻、并发症少、病死率低。

三、辅助检查

1.尿液检查

尿液检查有助于鉴别肾前性 ARF 和肾实质性 ARF。

2.血生化检查

应注意监测电解质浓度变化及血肌酐和尿素氮。

3.肾影像学检查

多采用腹部 X 线片、超声波、CT、MRI 等检查有助于了解肾的大小、形态,血管及输尿管、膀胱有无梗阻,也可了解肾血流量、肾小球和肾小管的功能,使用造影剂可能加重肾损害,须慎用。

4.肾活检

对原因不明的 ARF,肾活检是可靠的诊断手段,可帮助诊断和评估预后。

四、诊断标准

1.中华儿科学会肾学组的诊断标准(1994)

①尿量显著减少:出现少尿(每日尿量<250ml/m^2)或无尿(每日尿量<50ml/m^2)。②氮质血症:血清肌酐≥176pmol/L,BUN≥15mmol/L;或每日血肌酐增加≥44μmol/L 或 BUN≥3.57mmol/L,有条件时测肾小球滤过率(如内生肌酐清除率)常每分钟≤30ml/1.73m^2。③有酸中毒和水、电解质紊乱等表现。无尿量减少为非少尿型 ARF。

2.急性肾衰竭的新概念及诊断标准

由于认识到早期诊断对改善预后的重要性,近年来肾病和急救医学界学者已对 ARF 有新的认识,将 ARF 重新定义为急性肾损伤

(AKI),提出了 AKI 诊断和分期的统一标准。AKI 的诊断标准(KDIGO,2012)为:①48h 内血清肌酐增加$\geqslant$26.5μmol/L;②在发病前 7d 血清肌酐值较基线增高$\geqslant$1.5 倍;③尿量$<$0.5ml/(kg・h)持续 6h 以上。目前尚缺乏儿童 AKI 的诊断标准,建议参考此标准。AKI 诊断标准中,尿量仍然是重要指标。新标准界定了诊断 AKI 的时间窗(48h),提高了 ARF 诊断的敏感性(血肌酐轻微升高$\geqslant$26.5μmol/L),为临床早期诊断和干预 ARF 提供了更多的可能性。

五、鉴别诊断

ARF 的鉴别诊断步骤为:①首先明确是 ARF 还是慢性肾衰竭;②鉴别是肾前性、肾后性还是肾实质性肾衰竭;③进一步寻找导致 ARF 的原因和性质。

1.首先应注意区分肾前性、肾性及肾后性肾衰竭。对突然出现无尿而水、电解质紊乱不明显、病程短、一般状况尚好的 ARF 患儿,须首先排除尿道结石所致的尿道梗阻,腹部 B 超有助于诊断。鉴别肾前性和肾性肾衰竭可以依据详细病史、体征、补液或利尿试验。既往常应用钠排泄分数作为鉴别指标,因利尿药的应用会影响其结果,有学者提出测定尿素氮排泄分数(FEUN),此指标很少受利尿药的影响,敏感性及特异性更好,可以作为鉴别指标,肾前性肾衰竭时 FEUN$\leqslant$35%。小儿肾前性与肾实质性 ARF 的鉴别见表 5-1。

表 5-1　小儿肾前性和肾实质性急性肾衰竭鉴别要点

	肾前性	肾实质性
脱水征	有	无
血压	低	正常或偏高
中心静脉压	低	正常或偏高
血细胞比容	高	低或正常

续表

	肾前性	肾实质性
血钠、氯	正常	低
血钾	正常或偏高	高
尿沉渣	偶见透明管型、细颗粒管型	粗颗粒管型和红细胞管型
尿比重	>1.020	1.010 或更低
渗透浓度（压）	>500mmol/L	<350mmol/L
尿钠	婴幼儿，<10mmol/L	婴幼儿，>20mmol/L
	新生儿，<20mmol/L	新生儿，>25mmol/L
尿/血尿素比值	>15	<15
滤过钠排泄分数	<1%	>1%
补液或利尿药试验	尿量增多	尿量不增

2.确定为肾实质性 ARF 后尚需要进一步明确 ARF 的病因。近 10年来,儿童 ARF 的病因已从原发性肾病转变为多因素的病因,尤其是在住院儿童罹患 ARF 者,如在心血管外科手术后、干细胞移植过程中所发生的 ARF,常是多因素参与,缺血缺氧性肾损伤和肾毒性损害是其重要原因。分析儿童 ARF 病因应注意其年龄阶段的特点:新生儿以肾皮质坏死、肾静脉血栓形成及血管损伤多见;婴儿及婴幼儿以低血容量(胃肠道体液丢失、败血症)、溶血性尿毒症综合征常见;3 岁以上则以各种原发和继发性重症肾小球肾炎,急性间质性肾炎为多见,急进性肾小球肾炎(RPGN)一般多发生在大龄儿童和青少年。在新生儿 ARF中一个重要的病因是胎儿期的药物暴露,母亲摄入的某些药物能干扰胎儿肾发育,现已明确的有血管紧张素转化酶抑制药、血管紧张素受体拮抗药和非类固醇抗炎药。

六、治疗

ARF 的基本治疗原则是维持机体水、电解质平衡,避免危及生命的并发症,并提供足够的营养支持。虽然诊断导致急性肾衰竭的原因很重要,但是在病程中很少能提供特殊的治疗。在大多数情况下,小儿 ARF 的治疗包括两个部分,即生命支持措施以及预防和(或)治疗与 ARF 有关的并发症(如高血钾和容量负荷过重)。尽管血液净化是 ARF 最主要的治疗方法,但一些非血液净化疗法用于预防和治疗 ARF 及其有关并发症仍然是重要的,这些疗法包括清除病因,避免肾毒性药物,维持水、电解质和酸碱平衡,营养支持及其他对症治疗。

1.清除病因、减轻肾损伤

(1)肾前性肾衰竭:应注意补充液量,纠正休克,迅速恢复有效循环血量。积极抗感染,选用合适的药物和剂量,以免加重肾损伤。

(2)肾后性肾衰竭:尽快解除尿道梗阻,同时做结石成分分析,查尿钙/肌酐(餐前、后)、24h 尿钙定量、甲状旁腺素、血钙磷酶、静脉肾盂造影、排泄性尿道膀胱造影等,以了解患儿是否存在诱发结石的高危因素,针对病因予以治疗,预防再次发生结石,并做长期随访。

(3)避免接触肾毒性药物:许多药物及毒物可损害肾小管,应合理用药,以避免其对肾的损害作用。

2.对症及支持治疗

(1)饮食和营养。应选择高糖、低蛋白、富含维生素的食物,尽可能供给足够的能量。供给热量 $210 \sim 250J/(kg \cdot d)$、蛋白质 $0.5g/(kg \cdot d)$,应选择优质动物蛋白,脂肪占总热量的 $30\% \sim 40\%$。

(2)控制水和钠摄入。坚持"量入为出"的原则,严格限制水、钠摄入,如有透析支持则可适当放宽液体入量。每日液体量控制在:尿量+显性失水(呕吐、大便、引流量)+不显性失水-内生水。无发热患儿每日不显性失水为 $300ml/m^2$,体温每升高 $1^{\circ}C$,不显性失水增加

$75ml/m^2$;内生水在非高分解代谢状态为 $250\sim350ml/m^2$。所用液体均为非电解质液。髓襻利尿药(呋塞米)对少尿型 ARF 可短期试用。

(3)处理水肿、高血压、心力衰竭、肺水肿。利尿,呋塞米 $2\sim3mg/kg$;降压,硝普钠 $1\sim8\mu g/(kg \cdot min)$;扩张血管,多巴胺及酚妥拉明。

(4)纠正代谢性酸中毒。轻、中度代谢性酸中毒一般无须处理。当血浆 HCO_3^- $<12mmol/L$ 或动脉血 pH<7.20,可补充 5%碳酸氢钠 $5ml/kg$,提高 CO_2 CP $5mmol/L$。纠正酸中毒时宜注意防治低钙性抽搐。

(5)纠正电解质紊乱。包括高钾血症、低钠血症、低钙血症和高磷血症的处理。高血钾:①5%碳酸氢钠 $2ml/kg$,5min 内静脉注射;②10%葡萄糖酸钙 10ml 静脉滴注;③高渗葡萄糖和胰岛素(4g 葡萄糖配 1U 胰岛素),每次用 $1.5mg/kg$ 葡萄糖可暂时降低血钾 $1\sim2mmol/L$;④阳离子交换树脂,$0.3\sim1mg/kg$,口服或灌肠;⑤血液净化治疗。

3.血液净化疗法

是抢救 ARF 最有效的措施,包括腹膜透析、血液透析、单纯超滤和(或)序贯超滤、连续性动(静)静脉血液滤过及连续动(静)静脉血液滤过和透析、血液灌流、血浆置换、吸附式血液透析。上述血液净化疗法各有其适应证、禁忌证及其利弊,应根据具体情况选择。腹膜透析是最适合幼小年龄儿童的透析方式,方法简便、安全,在基层医院也易于开展。血液透析迅速快捷,可在短时间内纠正水和电解质紊乱,控制氮质血症的进展。目前,透析疗法的指征倾向于宽松和提前预防,一旦 ARF 的诊断成立,尿量在短期内无增多倾向,又无禁忌证时即应开始早期预防性和充分性的透析治疗,可显著提高小儿 ARF 的治愈率和生存率。小儿 ARF 血液净化疗法的适应证一般为:严重水、电解质紊乱,高钾血症,中枢神经系统功能紊乱,高血压,体液潴留及充血性心力衰竭,高分解代谢型 ARF。

第五节　慢性肾衰竭

慢性肾衰竭(CRF),是由于肾单位受到破坏而减少,致使肾排泄调节功能和内分泌代谢功能严重受损而造成水、电解质和酸碱平衡紊乱出现一系列症状、体征和并发症。

一、病因

小儿 CRF 的原因与第一次检出肾衰竭时的小儿年龄密切相关。5岁以下的 CRF 常是解剖异常的结果,如肾发育不全、肾发育异常、尿道梗阻以及其他先天性畸形;5 岁以后的 CRF 则以后天性肾小球疾病如肾小球肾炎、溶血性尿毒症综合征或遗传性病变如 Alport 综合征、肾囊性病变为主。

二、临床表现

由于肾代偿能力较强,CRF 早期症状不明显,且多为非特异性。相对成年人肾衰竭,小儿时期患者生长发育的停滞突出,肾性骨病易发生骨骼变形、骨痛、脱位;易出现心力衰竭;神经系统常有中枢神经系统改变,如抽搐、脑萎缩、智力落后等。各系统临床表现如下。

1.胃肠道

是最早、最常出现的症状,如食欲缺乏及厌食、恶心呕吐、腹胀、舌及口腔溃疡、口有氨味、上消化道出血等。

2.血液系统

(1)贫血是尿毒症患者必有的症状。贫血程度与尿毒症(肾功能)程度相平行,促红细胞生成素(EPO)减少为主要原因。

(2)出血倾向可表现为皮肤、黏膜出血等。与血小板破坏增多、出血时间延长等有关。

（3）白细胞异常：白细胞计数减少，趋化、吞噬和杀菌能力减弱，易发生感染。

3.心血管系统

是肾衰竭最常见的死因。

（1）高血压：大部分患者有不同程度的高血压，高血压为容量依赖型及肾素依赖型，可引起动脉硬化、左心室肥大、心力衰竭。

（2）心力衰竭：常出现心肌病的表现，是水钠潴留、高血压及尿毒症性心肌病等所致。

（3）心包炎：尿毒症性或透析不充分所致，多为血性，一般为晚期的表现。

（4）动脉粥样硬化：进展迅速，血液透析者更甚，冠状动脉、脑动脉、全身周围动脉均可发生。

4.神经、肌肉系统表现

早期可有疲乏、失眠、注意力不集中等。晚期出现周围神经病变，感觉神经较运动神经显著。

5.肾性骨营养不良症（简称肾性骨病）

是指尿毒症时骨骼改变的总称，可引起自发性骨折，有症状者少见，如骨酸痛、行走不便等。

6.呼吸系统表现

酸中毒时呼吸深而长，尿毒症毒素可引起尿毒症支气管炎、肺炎（蝴蝶翼）及胸膜炎等。

7.皮肤症状

皮肤瘙痒、尿素霜沉积、尿毒症面容，透析不能改善。

8.内分泌失调

由肾生成的激素下降，在肾降解的激素上升。

9.易并发严重感染

感染时发热没有正常人明显。

三、辅助检查

1.血生化检查

应注意监测血肌酐、尿素氮及电解质浓度变化。

2.肾影像学检查

腹部 X 线片、B 超、CT、MRI 等检查有助于了解肾的大小、形态,肾血管及输尿管、膀胱有无梗阻,也可了解肾血流量、肾小球和肾小管的功能。肾衰竭时使用造影剂可能加重肾损害,须慎用。

3.肾活检

对原因不明的 CRF,肾活检是可靠的诊断手段,可帮助诊断和评估预后。

四、诊断标准

肾功能不全一般做如下分级。

1.代偿期

肾单位受损未超过 50%。肾小球滤过率(GFR)50~80ml 次/min,血肌酐 133~177μmol/L,无临床症状。

2.失代偿期

GFR 50~20ml/min,血肌酐达 186~442μmol/L,临床上有乏力、轻度贫血、食欲减退等全身症状。

3.肾衰竭期

GFR 10~20ml 次/min,血肌酐 451~707μmol/L,患者出现严重贫血,代谢性酸中毒,水、电解质代谢紊乱。

4.尿毒症期

GFR<10ml 次/min,血肌酐>707μmol/L,临床上代谢酸中毒加

重,全身各系统症状突出。

五、鉴别诊断

小儿 CRF 病情进展快慢差异较大,且肾具有较强的代偿能力,早期患儿虽稍有肾滤过功能和肾小管浓缩功能降低,但临床常无明显症状或呈非特异性症状,如恶心、呕吐、贫血、生长发育差、高血压、代谢性酸中毒等,造成 CRF 诊断困难。应详细询问病史,认真体格检查及给予针对性、必要的实验室检查,以免漏诊和误诊。

1.病史收集

由于症状隐匿,患者可以肾衰竭入院,不能简单根据病史的长短来区别急、慢性肾衰竭。了解既往慢性肾病或全身疾病的病史,是否有导致 ARF 的原始病因,如使用肾毒性抗生素、解热镇痛药,甚至马兜铃类中药等有助于对间质性肾炎、肾小管坏死所致的 CRF 的诊断。

2.CRF 诊断线索

多饮、多尿、夜尿频繁,不明原因的贫血,既往尿检偶然发现蛋白尿、高血压等 CRF 的临床症状,常为慢性肾功能失代偿的临床线索。

3.体格检查

如年长儿腹部检查可触及多囊肾、肾积水,遗传性肾炎多伴有耳聋。体检还可推断 CRF 的程度及有无并发症、肾外畸形等。

4.实验室检查

应注意到某些失代偿的 CRF 尿常规可为阴性。以下几种常用检查有助于诊断:①内生肌酐清除率是目前诊断和判断疾病进展程度的常用指标。②自由水清除率是反映肾小管功能常用的检查方法。③肾 B 超检查可了解肾的大小、形态、结构及有无占位病变。CRF 患者双肾缩小不仅可以作为 CRF 诊断条件之一,并可与 ARF 相鉴别。④肾盂造影应慎重,以免发生造影剂肾病。⑤尿系列蛋白检查可区别各种尿蛋白的类型,有助于分析 CRF 的病因。

六、治疗

治疗原则：①治疗引起 CRF 的原发病及急性加剧的诱因；②纠正水、电解质、酸碱平衡及其他代谢紊乱，维持内环境稳定；③治疗并发症；④保护残存肾单位功能，延缓肾衰竭进展；⑤对已发展至终末期患者，则以透析维持生命，争取进行肾移植。

1.一般治疗

营养、饮食治疗对生长发育的小儿更为重要。给予低蛋白、高热能、富维生素饮食。应用蛋、低磷奶粉等优质蛋白质，每日摄入量为 1.2～1.5g/100cal。无水肿和高血压患者无需特别限钠限水，一般小儿氯化钠摄入量不超过 2g/d，低蛋白饮食加 α-酮酸治疗，注意复查血钙浓度，高钙血症时忌用。主食应采用去植物蛋白的麦淀粉。

2.对症治疗

（1）水、电解质、酸碱平衡：高血钾者需限富含钾的食物（如香蕉、橘子、巧克力、蘑菇等），慎用含钾或影响钾代谢的药物，血钾＞5.8mmol/L 要积极治疗，酸中毒有症状时可给予碳酸氢钠治疗。

（2）钙磷代谢及肾性骨病：限富含磷的食物，给予钙剂及维生素 D 治疗。

（3）贫血：补充铁剂、叶酸等，给予促红细胞生成素 50～150U/kg，皮下注射，每周 1～3 次，血红蛋白低于 60g/L 时，可给予输注新鲜红细胞。

（4）高血压：限钠利尿无效者，可给予钙通道阻滞药或肾上腺素能受体阻滞药。循证医学证明血管紧张素转化酶抑制药（ACEI）对早、中期慢性肾衰竭在控制高血压的同时可减低蛋白尿和延缓肾衰竭进程。但应用时应慎重，密切观察肾功能。一般认为，未曾用过 ACEI 且血肌酐＞265μmol/L 者即不宜应用。应用 ACEI 最初 2 个月内血肌酐值可能会上升，但升高幅度应＜30%，此时不应停药。但是，若用药后血肌酐值上升＞30％,即应停用 ACEI,寻找肾缺血病因,努力纠正;若能纠正血肌酐至用药前水平,可以再用 ACEI。若不能纠正,则不能再用 ACEI,宜选用双通道(如肾及肝胆)排泄者。ACEI 中福辛普利从胆汁排泄量最大,肾衰竭时也无须调整剂量。

3.透析和肾移植

血液透析或腹膜透析。5 岁以上肾移植成功率与成年人相同。

4.对因治疗

治疗造成 CRF 的原发病及急性加剧的诱因。

第六节　肾病综合征

一、疾病概述

肾病综合征(NS)是一种常见的儿科肾脏疾病,是由于多种病因造成肾小球基底膜通透性增高,大量蛋白从尿中丢失的临床综合征。主要特点是大量蛋白尿、低白蛋白血症、严重水肿和高胆固醇血症。根据其临床表现分为单纯性肾病、肾炎性肾病和先天性肾病三种类型。在 5 岁以下小儿,肾病综合征的病理型别多为微小病变型,而年长儿的病理类型以非微小病变型(包括系膜增生性肾炎、局灶节段性硬化等)居多。发病年龄和性别,以学龄前为发病高峰。单纯性发病年龄偏小,肾炎性偏长。男:女为 1.5～3.7：1。

二、临床特点

1.症状

(1)水肿,是最常见的临床表现。常最早为家长所发现。始自眼睑、颜面,渐及四肢全身。

(2)尿量减少。患儿精神萎靡、倦怠无力、食欲减退,有时腹泻,可能与肠黏膜水肿和(或)伴感染有关。病久或反复发作者发育落后。

(3)肾炎性患儿可有血压增高和血尿。

2.体征

(1)凹陷性水肿:尚可出现浆膜腔积液,如胸腔积液、腹水,男孩常有显著阴囊水肿。体重可增 30%～50%。严重水肿患儿于大腿和上臂内侧及腹壁皮肤可见皮肤白纹或紫纹。

(2)蛋白质营养不良:表现为面色苍白、皮肤干燥、毛发干枯萎黄、指(趾)甲出现白色横纹、耳壳及鼻软骨薄弱。因长期蛋白质丢失出现。

3.症状加重及缓解因素

加重因素:过劳、抑郁、感染等。

缓解因素:休息等。

4.并发症

(1)感染:是最常见的并发症及引起死亡的主要原因。呼吸道感染最为常见,肠道和泌尿道感染也多见,尤以皮肤感染应引起注意。原发性腹膜炎也常发生于肾病患儿。

(2)高凝状态及血栓栓塞并发症:急性者表现为骤然发作的肉眼血尿和腹痛,检查有脊肋角压痛和肾区肿块,双侧者有急性肾功能减退。慢性的肾静脉血栓形成临床症状不明显,常仅为水肿加重、蛋白尿不缓解。

(3)钙及维生素 D 代谢紊乱:肾病时血中维生素 D 结合蛋白由尿中丢失,体内维生素 D 不足,影响肠钙吸收,并反馈导致甲状旁腺功能亢进。临床表现为低钙血症、循环中维生素 D 不足、骨钙化不良。这些变化在生长期的小儿尤为突出。

(4)低血容量和休克:肾病时全身水肿,但循环血容量却低于正常,特别是应用强利尿药、呕吐、腹泻或腹水引流时,易进一步降低血容量而导致休克。长期应用肾上腺皮质激素使肾上腺皮质受到抑制,在应激状态下不能满足机体需要,易发生低血容量休克和低钠血症。

(5)急性肾功能减退：本征急起时暂时性轻度氮质血症并不少见。病程中偶可发生急性肾功能减退。

(6)肾小管功能障碍：可表现为糖尿、氨基酸尿、尿中失钾失磷、浓缩功能不足等。

(7)动脉粥样硬化：持续高血脂患儿偶可发生。累及冠状动脉时可有胸闷、心绞痛、心电图改变，甚至猝死。

(8)患儿偶可发生头痛、抽搐、视力障碍等神经系统症状，可能系由高血压脑病、脑水肿、稀释性低钠血症、低钙血症、低镁血症等多种原因引起。

(9)免疫异常：某些体液和细胞介导的免疫功能异常。

三、规范诊断

(一)诊断术语

1.单纯型

占小儿肾病的80%左右。多见于2～7岁小儿，男：女为2：1，全身可凹性水肿，水肿严重者可有少尿，一般无血尿及高血压，血补体C_3、肾功能正常，病理多为微小病变，激素敏感，预后良好。

2.肾炎型

占小儿肾病的20%左右。多见于学龄儿童，四大特征不如单纯型显著，可出现镜下或肉眼血尿、低补体血症、氮质血症或高血压，学龄前儿童 > 16/10.7kPa（120/80mmHg），学龄 > 17.3/12kPa（130/90mmHg），病理多为非微小病变，激素疗效欠佳或较差，属肾炎性肾病。

3.难治型（RNS）

对激素耐药（足量激素8周无效或有部分效应）、频繁复发或反复（半年≥2次，1年≥3次者）及激素依赖的肾病，称为难治性肾病。

（二）诊断标准

1.肾病综合征的诊断标准

诊断肾病综合征主要根据临床表现,凡有大量蛋白尿(24h 尿蛋白定量＞0.1g/kg,或＞3.5g/kg)、高度水肿、高胆固醇血症(＞5.7mmol/L)、低白蛋白血症(＜30g/L)。其中大量蛋白尿和低蛋白血症为必备条件,排除紫癜肾炎、狼疮肾炎、乙肝病毒相关肾炎等后,即可诊断为原发性肾病综合征。

2.疗效判定

(1)激素敏感:激素治疗后 8 周内尿蛋白转阴、水肿消退。

(2)激素部分敏感:治疗 8 周内水肿消退,但尿蛋白仍＋～＋＋。

(3)激素耐药:治疗满 8 周,尿蛋白仍在＋＋以上者。

(4)激素依赖:对激素敏感,用药即缓解,但减量或停药 2 周内复发,恢复用量或再次用药又可缓解并重复 2～3 次者。

(5)复发:尿蛋白已转阴、停用激素 4 周以上,尿蛋白又≥＋＋。如半年内≥2 次,1 年内≥3 次,则为频复发。

(6)反复:在激素用药过程中出现尿蛋白已转阴,尿蛋白又≥＋＋,如半年内≥2 次,1 年内≥3 次,则为频反复。

四、医嘱处理

（一）接诊检查

1.尿常规

尿蛋白明显增多,定性≥(＋＋＋),24h 尿蛋白定量≥0.1g/kg。尿沉渣镜检可见透明管型及少数颗粒管型。肾炎性患儿还可见红细胞,且易见到肾上皮细胞及细胞管型。尿蛋白减少或消失是病情好转的标志。

2.血浆蛋白质

血浆总蛋白低于正常,清蛋白下降更明显,常＜25～30g/L,有时低于 10g/L,并有清蛋白、球蛋白比例倒置。球蛋白中 α_2、β-球蛋白和纤维蛋白原增高,γ-球蛋白下降。IgG 和 IgA 水平降低,IgE 和 IgM 有、时升高。血沉增快。

3.血清胆固醇

多明显增高,其他脂类如三酸甘油酯、磷脂等也可增高。由于脂类增高血清可呈乳白色。

(二)规范处理

治疗原则是:根据不同病理类型及其病变程度制定治疗方案,治疗个体化。以激素或激素加细胞毒药物为主线,原则上应在增强疗效的同时最大限度地减少不良反应,在激素存在禁忌证的情况下必要时可考虑单独使用细胞毒药物。不仅要减轻、消除患者的临床症状,并要努力防治和减少重要并发症。努力保护肾功能。

1.激素治疗

使用原则是:起始足量,缓慢减药,长期维持。

(1)中长程疗法:国内常用。泼尼松 2mg/(kg·d),最大剂量 60mg/d,分次给药,尿蛋白阴转后 2 周(最短 4 周,最长一般不超过 8 周),改为 2mg/kg 隔日早餐后顿服,继服 4 周,以后每 2~4 周减 2.5~5mg,直至停药。总疗程:中程疗法 6 个月,长程疗法 9 个月。

(2)短程疗法:国外常用。泼尼松 2mg/(kg·d),最大量 60mg/d,分次口服,尿蛋白阴转后 2 周,改为 1.5mg/kg,隔日晨顿服,4~6 周后骤然停药,总疗程 8~12 周。

(3)激素疗效的判断:泼尼松 1.5~2mg/kg 治疗 8 周评价,敏感:8 周内尿蛋白阴转、水肿消退;耐药:治疗满 8 周,尿蛋白仍>+++;依赖:对激素敏感,但减量或停药 2 周内复发,恢复用量或再次用药又缓解,重复 2~3 次者;复发或反复:尿蛋白阴转、停激素 4 周以上,尿蛋白又>++为复发;如在激素用药过程中出现上述变化为反复;频复发或反复:指复发或反复半年>2 次,1 年>3 次。

2.复发或反复的治疗

(1)延长激素治疗时间:在疗程结束后继续用泼尼松 2.5～5mg(或按 0.25mg/kg)隔日口服来预防复发,用药时间可长达 1.5～2 年。

(2)免疫抑制药:①环磷酰胺:在经泼尼松治疗、尿蛋白阴转后,即加用环磷酰胺,2～2.5mg/(kg·d),分 2～3 次口服,8～12 周;不良反应:恶心、呕吐、脱发、白细胞减少、肝损害、出血性膀胱炎及性腺损害。故药物宜饭后服用以减少胃肠反应,多饮水,每 1～2 周查血象,白细胞计数<4×10^9/L 时应减量,<3×10^9/L 时停药。环磷酰胺累计量<200～250mg/kg。②苯丁酸氮芥:0.2mg/(kg·d),分次服用,6～8 周,总量<10mg/kg,不良反应类似环磷酰胺。③其他:环孢素 A、氮芥、雷公藤多苷等。

(3)左旋咪唑:2.5mg/kg,隔日口服,共 1～1.5 年。

3.皮质激素耐药的治疗

(1)继续诱导缓解:延长泼尼松诱导期:即泼尼松 1.5～2mg/(kg·d)用至 10～12 周,然后才改隔日顿服,部分病例在 8 周后可获缓解。甲泼尼龙冲击疗法:每次 15～30mg/kg,最大量<1g/d,溶于 10% 葡萄糖 100～250ml 中,静脉滴注 1～2h,每日或隔日 1 次,3 次为 1 个疗程。可重复 1～2 个疗程。环磷酰胺口服或冲击治疗:每次 8～10mg/kg,加入适量生理盐水或葡萄糖液静脉滴注 1h,1/d,连用 2d,每间隔半月重复上述 2d 的冲击,累计量<150mg/kg。环孢素 A:5～7mg/(kg·d),分 3 次口服,维持血药浓度在 200～300ng/ml,疗程 3～6 个月;不良反应:肾损害、高血压、高尿酸血症、高钾和低镁血症、钠潴留、多毛及牙龈增生等。近年来开始使用霉酚酸酯治疗,取得一定疗效。

(2)降蛋白尿治疗:因大量蛋白尿致肾小球高滤过会促进小球硬化,故降蛋白尿有预防肾小球硬化和肾功能恶化的作用,常用血管紧张素,如卡托普利(开搏通)、抗凝如肝素、双嘧达莫、尿激酶等可防治血栓、减轻蛋白尿。

4.对症处理

(1)利尿药的应用:激素敏感者用药7～10d可利尿,一般无需给利尿药;水肿严重有胸腔积液、腹水而呼吸困难,因其他原因暂不能服用激素,或激素不敏感者,可给利尿药以改善全身情况。常用氢氯噻嗪,每次1～2mg/kg;对水肿明显、血容量相对不足者,可先给予低分子右旋糖酐每次10ml/kg,快速静脉滴注(1h左右)后静推呋塞米;尽量不用无盐白蛋白或血浆。在大量利尿时必须注意防止发生低血容量休克和体位性低血压。

(2)抗凝药的应用:肾病综合征时常呈高凝状态,故近年有人主张应加用抗凝或抗血小板聚集药,如肝素、双嘧达莫、活血化瘀中药丹参等。

(3)巯甲丙脯酸:为血管紧张素Ⅱ转换酶抑制药,近年有人认为可改善肾小球血流动力学状态而使尿蛋白排出减少,可用于激素辅助治疗,尤伴高血压者。

(三)注意事项

(1)防治感染:加强皮肤护理;避免到公共场所。

(2)休息和生活制度:除高度水肿、并发感染者外,一般不需绝对卧床。病情缓解后活动量逐渐增加。缓解3～6个月后可逐渐参加学习,但宜避免过劳。

(3)饮食:低盐食。水肿严重和血压高的忌盐。高度水肿和(或)少尿患儿应适当限制水量,但大量利尿或腹泻、呕吐失盐时,须适当补充盐和水分。

五、诊治进展

近年来越来越多的研究表明一些相关基因的改变参与了RNS的发病过程,主要集中在糖皮质激素(GC)及其受体(GR)相关基因、足细胞相关基因两方面。而PNS耐药机制十分复杂,涉及NS患者的异质性、体内脂代谢水平、甲状腺激素水平、免疫因素等。

参 考 文 献

1.江忠,宫琦.简明儿科常见疾病诊疗及护理.上海:同济大学出版社,2014

2.夏慧敏,龚四堂.儿科常见疾病临床诊疗路径.北京:人民卫生出版社,2014

3.罗嫚丽,严慧,张淑敏.儿科危急重症.北京:化学工业出版社,2013

4.程力平,张群威,杨亚东.实用儿科疾病诊疗手册.西安:西安交通大学出版社,2014

5.魏克伦.儿科诊疗手册(第二版).北京:人民军医出版社,2013

6.洪庆成,王薇.实用儿科新诊疗.上海:上海交通大学出版社,2011

7.庄思齐.儿科疾病临床诊断与治疗方案.北京:科学技术文献出版社,2012

8.姜红.儿科程序诊疗手册.北京:化学工业出版社,2010

9.蔡维艳.儿科疾病临床诊疗学.北京:世界图书出版公司,2013

10.李亚伟.儿科疾病诊断技术.西安:第四军医大学出版社,2012

11.黄力毅,李卓.儿科疾病防治.北京:人民卫生出版社,2015

12.薛征.儿科疾病.北京:科学出版社,2011

13.童笑梅,汤亚南.儿科疾病临床概览.北京:北京大学医学出版社,2012